がんこな中年太りに！

石原式 朝だけ にんじんジュース ダイエット

医学博士
イシハラクリニック院長
石原結實

海竜社

はじめに

やせて若返りの健康人生がやってきた

22kg減量。不定愁訴、高血圧、高脂血症、脂肪肝が完治した

ある日、私の元に訪ねてこられたT・Kさん（38歳）は、154cm、82kgと超肥満の看護婦さん。顔色も赤く、いかにも元気そうに見えるが、30歳を過ぎてからは、病気の問屋といっていいほど、種々の病気と症状をかかえている。21歳で看護学校を卒業してから、ずっと、日勤、準夜勤、深夜勤の三交代の勤務で、疲れとストレスがたまると、大好きな甘い物を手あたり次第に食べ、清涼飲料水や缶コーヒーを頻繁に口にすることが原因であることは、本人も十分に理解はしている。

しかし、疲労すると、つい食べ過ぎ、飲み過ぎになるという日常で、肩こり、頭重（時として、偏頭痛）、のぼせ、手足の冷え、動悸、息切れ、生理痛、生理不順などの不定愁訴に、高脂血症、高血圧、高血糖、その上、子宮筋腫、卵巣のう腫、脂肪肝まで存在する。正に病気の問屋である。

35歳を過ぎる頃から、朝、体が鉛を入れたように重く、起きられない。睡眠が浅く、不眠が出現。仕事中のミスが多発し、やる気もなくなり、「うつ病」という診断も加わり、降圧剤、抗脂血剤の他に、抗うつ剤の服用を余儀なくされた。そして遂

に、休職に追い込まれた時、相談を受けた私は、

「症状に合わせて薬を服用しても、何の根本的解決にもならないことは、看護婦であるあなたが一番わかっておられるでしょう。とにかく、やせること」

と話したところ、

「それは、百も承知です。何回も様々なダイエットに挑戦しましたが、途中で苦しくなって、反動で過食になり、かえって太ってしまったり、体調を崩してしまう」

との答えであった。

「それなら、石原式超簡単ダイエットを伝授するから」

と言って、申しわたしたのが、次の食事法である。

朝：にんじんとりんごの生ジュース
昼：そば
夕：何を食べても可（ただし、和食がベター）酒も存分に

どうです。簡単なものでしょう。

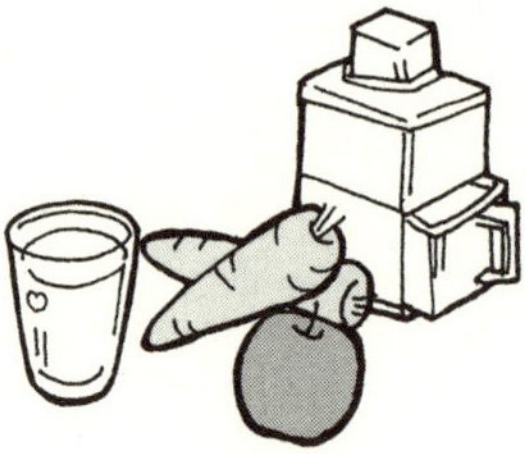

早速、実行したT・Kさんに、1週間目に会ったら、「全然、空腹感がないのでびっくりしています」とニコニコ顔。2・5kgもやせたという。

この「石原式超簡単ダイエット」を始めて2日目から、大量の尿が出るようになり、3日目にドカンと大便が出て以来、便秘解消。35・8℃だった平常体温が徐々に上昇すると共に、心身共に爽快になり、6ヶ月で10kg、1年で17kgの減量に成功。最初は、首や顔のシワが目立って気になったが、それも、徐々に回復。2年後の現在、60kgまで体重が減少し、種々の不定愁訴はすべて雲散霧消。高血圧、高脂血症、脂肪肝は完治。

「子宮筋腫と卵巣のう腫はまだ存在しているものの、大きくはなっていないので引きつづき経過観察」と婦人科医からは言われているとのこと。もちろん、抑うつ状態は忘れたようになくなって、職場復帰も果たし、元気に働かれている。

21日間で78kgから72・5kgに。長年の肩こり、腰痛持ちから解放!

私が経営している健康増進の保養所の料理長は、元・都内の某私立高の野球部で、ピッチャーをやっていたというスポーツ万能の男である。しかし、齢《よわい》40を越え、職業

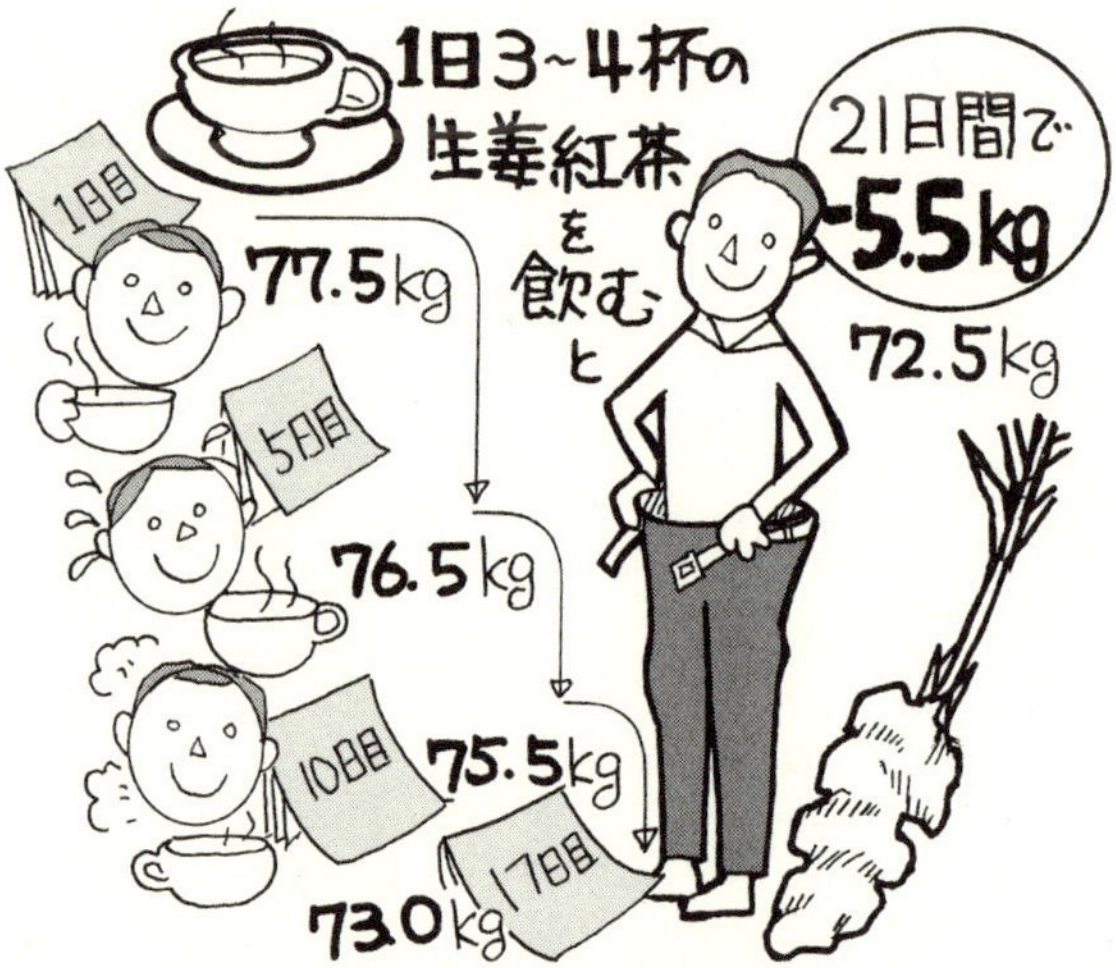

21日間で 5.5kg の減量に成功！

柄もあってか、「肩が痛い」「腰が痛い」と、いつもどこかしら不調で、風邪もすぐ引いてしまう。

ある時、お客様から、料理のクレームをつけられたのが引き金になったのか、胸痛を訴え、さんざん病院をハシゴして、狭心症の診断をされてからは、ますます、そこかしこ痛む場所が増えてきた。そこで、私は、「169㎝で、78kgを超える肥満が原因だ」と指摘し、やせるように指示した。

ちょうど、私が「生姜紅茶ダイエット」の本を書き始めた時であったので、モデルになってもらった。やり方は簡単。「食事の質や量はこれまでと同じでよし。別に運動もしなくてよいので、とにかく、1日3

した。

〜4回の生姜紅茶（後述）を飲むように」と指示。生真面目な彼は、きっちりと実行

生姜紅茶を飲む度に、すぐに顔から汗が吹き出し、まるで入浴でもしたようにな

る。「頭皮からも汗が出ています」とのこと。

生姜紅茶を飲み始めてから、1日目、2日目が77・5kg、3日目、4日目が77・0

kg、5日目、6日目、7日目が76・5kg、8日目、9日目が76・0kg、10日目から13

日目までが75・5kg、15日目が75・0kgと徐々に、体重が減少。17日目に73・0kg

となり、21日目には、72・5kgまで減少。（最終的に1年間で12kg減少した。）

体重減少と共に、夜間の頻尿《ひんにょう》がなくなり、昼間の排尿量が増えたとのこと。夜間頻

尿は、心臓機能低下の1つのサイン（老人の前立腺肥大は別として）であるが、体重

減少と共に、強心効果が表われた証拠と考えられる。

体重が減ると、肩や腰や腕の痛みも訴えなくなり、また、狭心症もどきの症状もな

くなり、はるかに若返った。

つい先日、1年振りに、当保養所を訪ねてこられた石原慎太郎先生が、「おー、君

は、昔の君だろうね。随分、やせたね。何か、君の息子みたいに若返ったね」と、び

っくりされたほどである。

この2症例から、「太ると、種々の病気や不定愁訴が出現しやすいこと」「やせると、そうした病気が、改善すること」が、よくおわかりになると思う。

本書では、やせてなおかつ病気を改善できる、石原式超簡単ダイエットと、その効果をさらに上げる様々な秘策を紹介しようと思う。

がんこな中年太りに！石原式朝だけにんじんジュースダイエット　目次

3

やせるためには血・水・気の流れをよくする

［特別付録］
生姜を大活用！　特選おいしい生姜レシピ　185

［あとがき］
「手作りダイエット」でやせて健康に美しく　196

装丁　村橋雅之
イラスト　梶田文子

1

安全・確実・即効
これが石原式超簡単
ダイエットの秘術だ！

石原式
ダイエット
1

朝だけにんじんジュースダイエットの驚くべき効果

安全・確実、世界で一番簡単！

私の提唱するダイエットは、二つの方法から成り立っている。

①はにんじんジュースを飲用すること。

②は生姜《しょうが》紅茶で体を温めること。

どちらもどなたでも出来る、簡単な方法である。しかも、この簡単なことで、がんこな中年太りが解消され、成人病も克服でき、健康人生が約束されるのである。

私はこの方法で、三十年にわたって実践してきたが、皆様に喜んでいただいている。

では、①のにんじんジュースから始めることにしよう。まずは、次頁の表をみていただきたい。

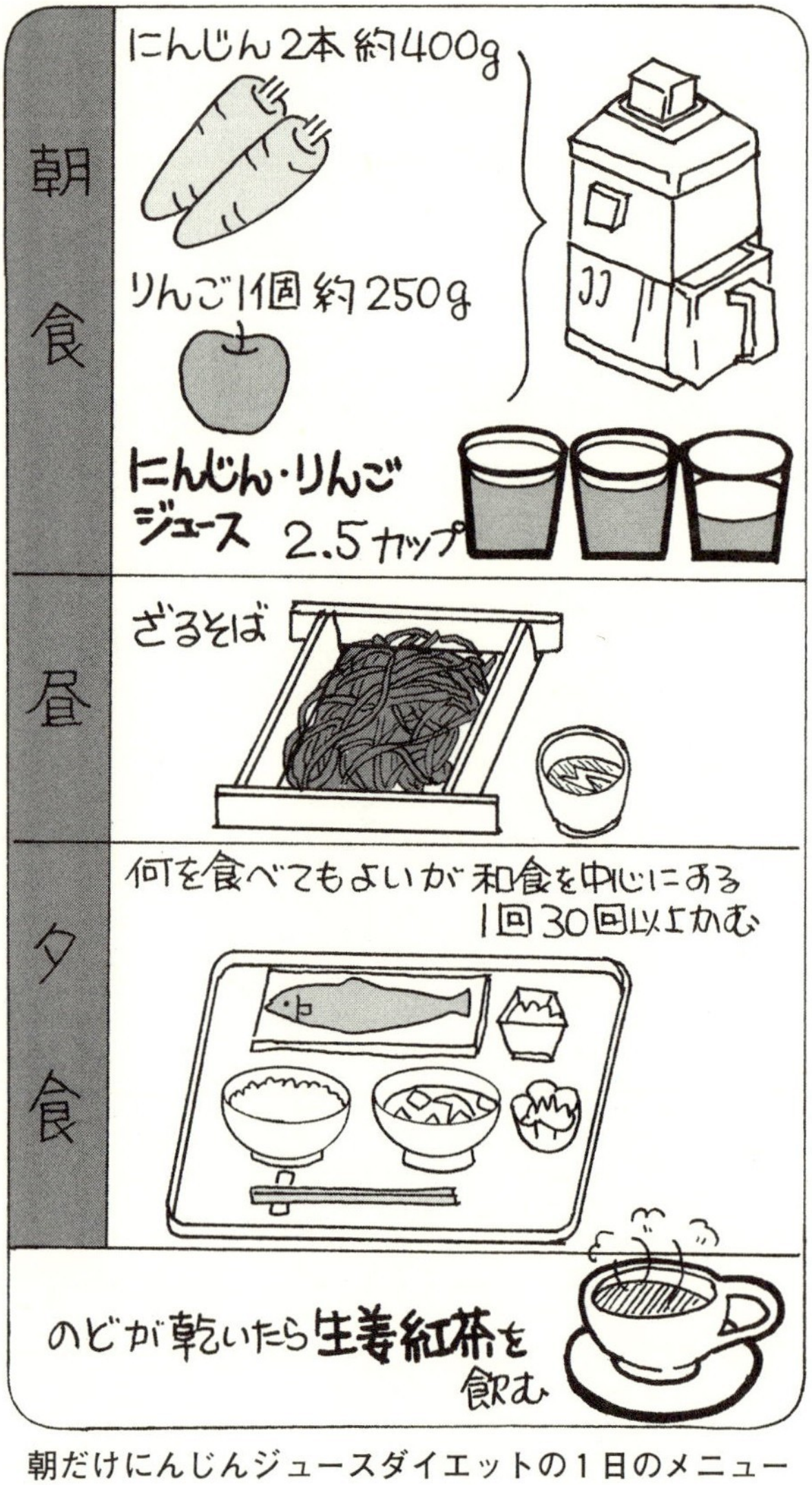
朝
食
にんじん2本 約400g
りんご1個 約250g
にんじん・りんごジュース 2.5カップ
昼
ざるそば
夕
食
何を食べてもよいが 和食を中心にする
1回30回以上かむ
のどが乾いたら生姜紅茶を飲む

朝だけにんじんジュースダイエットの１日のメニュー

（朝食）――｛にんじん　2本（約400g）をジューサーにかける。
　　　　　　りんご　1個（約250g）をジューサーにかける。
　　　　両方をまぜると440cc（コップ2・5杯）のジュースになる。
　　　　　生姜紅茶1～2杯。
（昼食）――ざるそば
（夕食）――何を食べてもよいが、和食を中心に、一口30回以上噛んで食べる。
　　　　日中、喉が乾いたら、生姜紅茶を飲む。

私が親しくしていただいている国会議員の先生に、

「朝は、にんじん2本（約400g）とりんご1個（約250g）でできる生ジュース（コップ2・5杯）だけ。昼は、そば（とろろ、その他）。夕食はお酒も含めて、何を食べられてもよいですよ」

という超簡単ダイエットをすすめたところ、身長178㎝で78kgの体重を、1年足らずのうちに約10kg減らされて、ますます快調になられ、ご活躍されている。

このダイエット法は接待の多いサラリーマンの方々にも至極好評である。

170cm、86kgのAさん（45歳）は、外資系会社の部長さん。土・日を除きほとんど接待で、飲食過剰の毎日。コレステロール値が350mg～400mg（正常220mg以下）、中性脂肪は900mg（正常150mg以下）、尿酸9mg（正常7・2mg以下）と、完全に高脂血症、高尿酸血症、血圧も170／110mmHgと高血圧で、主治医からは常々、「いつ、脳梗塞や心筋梗塞の発作が起きてもおかしくない状態なので、とにかくやせること」と忠告を受けていた。摂取カロリーの制限や土・日にゴルフやスポーツをやってみるが、全く効果なし。

その時、拙著を読まれ、朝・ジュース、昼・そば、夕・何でも、という超簡単ダイエットを実行したところ、夜は宴会で酒食を存分にとっても、みるみる体重が減少し、4ヶ月で11kgやせて75kgに。

コレステロールも210mg、中性脂肪も150mg、尿酸も7・5mg、血圧も140／80mmHgとほぼ正常化。

同じように（肥満）＋（生活習慣病）にかかっている同僚や友人に、このダイエット法をすすめると、脂肪肝、糖尿病、狭心症、腰痛症、肩こりなどが、体重減少と共に、雲散霧消していったと、大いに感謝されている、という。

朝食は胃腸に負担をかけないジュースで

このダイエットの特徴は、朝食を、固形物はとらず、にんじん・りんごで作ったジュースにする、という点である。

ほとんどの医学者が、「朝食は1日の活動の一番大切なカロリー源になるのだから、必ず食べるべきだ」と主張している。

「なぜなら、種々の臓器の司令塔である脳は、糖分がないと働けないからだ」というのだ。確かに、脳のエネルギー源はほぼ100％糖分であるし、筋肉や他の臓器の細胞の活動もほとんど糖分に依存している。

それなら、にんじん・りんごジュースには、ブドウ糖や果糖など吸収しやすい糖分が入っているので、この生ジュースで代用してもよいのではないか、ということになる。むしろ、胃腸に負担をかけないという点では、固形物をとらないジュースの方がよいのである。

朝食は英語でbreakfast。fast（断食）をbreak（やめる）して食べる食事という意味だ。数日ないし1週間の断食後は、補食と称して、1日目は、重湯《おもゆ》と梅干しを2

回、2日目はお粥と梅干し、みそ汁、大根おろしを2回、3日目は柔らか目の普通食を……という具合に、徐々にその量を増やしていく。このようにせず、数日～1週間休んだ胃腸に、いきなり普通食を入れようものなら、腹痛、吐き気、嘔吐、下痢、頻脈、冷や汗などの症状が発現し、ひどい時は、腸閉塞を起こしたりする。

朝、起床時は、吐く息が臭い、目やにがある、尿が濃い……という風に、断食中に見られる排泄現象と同じ症状が出てくる。つまり、朝は基本的に「排泄の時間」なのである。しかも、12時間以上休んでいた胃腸に、普通食を入れると、胃腸の負担になるばかりか、せっかくの朝の排泄現象を阻害して、体調を狂わす。

とくに、糖尿病（糖分）、脂肪肝、動脈硬化、高脂血症（脂肪）、痛風（尿酸）、高血圧（塩分）など、栄養過剰・老廃物過剰で生活習慣病に悩んでいる人が、しかも、「朝は食欲がない」とブツブツ言いながら、朝食を無理して胃袋にかき入れる姿は、愚《ぐ》の骨頂《こっちょう》というべきものだ。

朝食べたくない人は食べない。朝、食欲があっても右記の生活習慣病をもっている人は食べない。その代わりに、にんじん・りんごジュースを飲用すると、水分、糖分、ビタミン類、ミネラル類の補給が存分にでき、脳の働きを促し、生活習慣病の原因になっている老廃物や、余剰物の燃焼、排泄を促す。

「吸収は排泄を阻害する」というのが、人体の生理上の鉄則であるが、逆は真で、「吸収させせない＝食べないこと、は排泄を促進する」のである。

つまり、朝食は固形物をやめて、にんじん・りんごジュースにすると、大便・小便の排泄がよくなり、血液の汚れがとれ、水の流れもよくなり、気の滞りもなくなって、肥満解消に、大変効果的なのである。

朝食をにんじん・りんごジュースにすると、前日の夕食（18時〜19時）から、当日の昼食（12時頃）までの18時間を、毎日にんじん・りんごジュース断食をしていることになる。

よって、昼食がこの毎日（朝だけ）断食の補食ということになる。そばは、北方産で、色も濃いので、体を温める陽性食、これに薬味のねぎや、七味唐辛子を存分にふりかけて食べると、ねぎの中の硫化アリルや、七味唐辛子の中のカプサイシンが、体温を高めて、代謝をよくし、発汗を促して、血・水・気の流れをよくして、老廃物や余剰物を燃やして、痩身効果を発揮する。

朝は、体内の老廃物の排泄を促し、昼は、血・水・気の流れをよくして、代謝を高めれば、夕食は何を食べても、体がうまく処理してくれる、ということになる。アルコールも、お好きなだけどうぞ。代謝が高まっているので、少々オーバードリンクしても、排泄できるからだ。

この、「石原式超簡単ダイエット」なら、誰にでもできるし、効果も抜群である。途中、お腹が空いたら、あめ玉をなめるか、紅茶にハチミツ（または黒砂糖）、または、生姜紅茶（ハチミツまたは黒砂糖入り）を飲むとよい。

後に述べるように、人間の空腹感は、血糖の低下によって起こるのだから。

なお、朝食のにんじん・りんごジュースで冷える感じのある人（特に冬）は、その後、後に述べる生姜紅茶1～2杯を飲用されるとよい。また、この生ジュースを作るのが面倒くさい人は、生姜紅茶（ハチミツまたは黒砂糖入り）を2～3杯飲んで、代用されてもよい。

朝のにんじん・りんごジュースが効くワケ

1979年、スイスのチューリッヒにあるB・ベンナー病院に、自然療法の勉強に赴いた。同病院は、1897年にベンナー博士が設立した病院で、診断は西洋医学で行うが、治療は、食事療法、針灸、マッサージ、瞑想治療など自然療法で行われていた。

その中でも、特に重視しているのが食事療法で、肉・卵・牛乳・バター・魚などの動物性食品は一切使わず、黒パン、ポテト、野菜、くだもの、ナッツ、もやし、岩塩、ハチミツ……という自然の植物性食品で作った料理が供される。

そして、何と言っても、同病院のメイン・セラピーが、にんじん2本・りんご1個で作られた生ジュースを、朝からコップ3杯提供することである。それで、全世界から集まってくる、ガンをはじめとする難病・奇病をものの見事に快癒させていた。

当時の院長のリーヒティ・ブラシュ博士に、「なぜそんなに、にんじんジュースが効くのですか」と尋ねてみたら、「人間の体に必要なビタミン、ミネラルを、すべて含んでいるからだ」という答が返ってきた。

現代文明人は、栄養過剰の栄養失調病に陥っていると言ってよい。肉、卵、牛乳、バターに代表される動物性食品、白米、白パン、白砂糖などの精白食品は、高タンパク・高脂肪・高炭水化物ではあるが、そうした三大栄養素を、体内で利用・燃焼するために必要なビタミン(約30種類)、ミネラル(約100種類)が不足しているのである。

化学肥料を使うことによって消失していく、ミネラル不足の「やせた土壌」で育った植物の中で、比較的多くビタミン、ミネラルを含んでいる、胚芽の部分を切り落としてできる精白食品や、元々、ビタミンやミネラルに乏しい動物性食品を中心とした現代文明食は、高栄養・低微量栄養素の欠陥食品なのである。
約30種のビタミン、約１００種類のミネラルが毎日栄養素として体内に摂り入れられないと、人間は健康を保てない。たとえ、１２９種類とっても、1種類不足すると病気になる。ビタミン類が不足すると、次の表のような症状が出る。

Aのみ不足……とり目、肌荒れ、肺ガン
B_1 〃 ……脚気
B_2 〃 ……口内炎
C 〃 ……壊血病（出血、感染）
D 〃 ……くる病
E 〃 ……不妊、流産、老化
U 〃 ……胃潰瘍
P 〃 ……血管の脆弱《ぜいじゃく》化

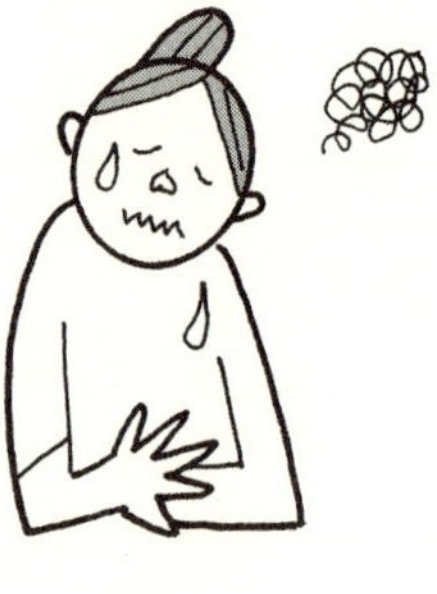

１９８２年、米国科学アカデミーより、「ガンは税金みたいに免れられないものではない」というタイトルで、「ビタミンA、C、Eをしっかり摂れば、ガンは予防できる。そのA、C、Eともに含んでいるのが、にんじんである」と発表されたことで、にんじんジュースブームが到来した。

ミネラルの不足による症状は次表の如くである。

鉄	のみ不足	……貧血
亜鉛	〃	……味覚・嗅覚障害、精力低下、皮膚病
銅	〃	……成長不良
マンガン	〃	……糖尿病
マグネシウム	〃	……精神病、ガン
ナトリウム	〃	……食欲不振
カリウム	〃	……筋力低下
コバルト	〃	……悪性貧血

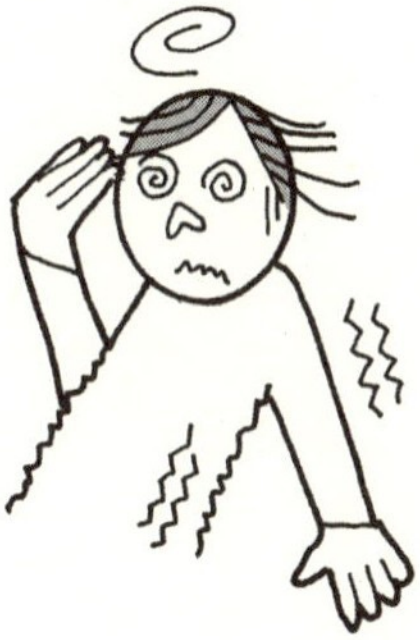

にんじん・りんごは万病のモトの活性酸素も除去する

最近、老化や万病の原因が、体内で発生する活性酸素であるという、病気一元説が唱えられ、医学界でも認められつつある。

酸化力の強いこの活性酸素が、細胞膜や遺伝子や体内の種々の酵素を傷つけ、老化や病気を起こす、というものだ。

この活性酸素を体内に増やす要因として、過食、ストレス、運動不足または過剰、喫煙、化学薬品……等々がわかっている。にんじんやりんごの中のビタミンやミネラル、それに植物の中に備わっているポリフェノールや、イソフラボンなどのファイトケミカル（植物化学物質）が、この活性酸素を除去してくれることもわかっている。

りんごは、にんじんとミックスすると、大変まろやかな上品な味を醸《かも》し出すばかりでなく、元来、「1日1個のリンゴは医師を遠ざける」という諺があるほどの薬効のある果物である。

しかも、にんじん・りんごの中には、脳をはじめ、人間の細胞60兆個のエネルギー源として、最も大切なブドウ糖や果糖が存分に含まれている。

更に、カリウムが尿の出をよくして、水の滞りを改善する。また、にんじん（ジュース）の赤色は、漢方で言う、体を温める色であるから、にんじんジュースは、体を温め、血行をよくして、血の滞りを改善してくれもする。

こうした諸々の理由から、美食・飽食で、ビタミン・ミネラル不足に陥っている現代文明人のbreakfastは、にんじん・りんごの生ジュースが最適なのである。

ジューサーを用いて、にんじん2本（約400g）、りんご1個（約250g）から、約440cc（コップ2杯半）くらいできるが、これを、ゆっくりかみながら、朝食として飲むとよいだろう。

この生ジュースを飲んで、特に冬に体が冷える人や、少し物足りない人は、生姜紅茶（ハチミツ入り）をカップ1～2杯飲むとよい。

そうすると、午前中の排尿量がうんと増え、排便もよくなる。心身共に軽くなり、昼食のそばが待ち遠しくなる。

10kgやせて待望の妊娠！　無事男児を出産

Eさんは、165cm、75kg、40歳で、結婚7年目、一度も妊娠したことがなく、婦人科の検査でも、卵巣・子宮に異常はない。

生理不順や生理痛もない、という。

「ここ1～2年がラストチャンスだろうから、とにかく子供が欲しい」とおっしゃる。

太った女性の妊孕率《にんようりつ》は低いので、「とにも角にも、やせること」ということで、超簡単ダイエットをすすめた。

「朝は、にんじん2本・りんご1個で作る生ジュースを、コップ2・5杯に、生姜紅茶1杯。昼はおそば。夕食は和食を中心に何でも」を始めたところ、まず、利尿回数がそれまで1日3～4回だったのが、7～8回に増加し、下腹部、太腿、下あごのあたりが細くなってきた。むくんでいたわけだ。1週間で1kg、2週間で2kg、1ヶ月で3kgの体重減少。

「臍より下に位置する卵巣・子宮の血行をよくするために、半身浴を」とすすめていたら、これもきっちり毎日実行され、腹巻きもしていただいたら、これまで冷たかったお腹、とくに下腹が温かく感じはじめたという。

2ヶ月で5kg、6ヶ月で10kgの体重減少に成功され、体重が65kgになった時に、何と待望久しい妊娠。狂喜された。その後、順調な妊娠の経過を辿られ、無事男児を出産された。

にんじんジュースは「妊娠ジュース」

最近、不妊のカップルが増えている。特に栄養や医療環境のよい先進国では、不妊症が増加し、社会問題化している。

それに伴って人工授精、体外受精などの技術も発達してきているし、代理母の問題も外国ではよくニュースになる。

しかし、一方、アフリカや東南アジア、インドなど、開発途上国には、子供がたくさんいる。

私も、第2次大戦後のベビー・ブームに生まれたが、小学校時代は、教室が足りなくて二部授業を経験したり、1クラス60人という時もあった。「貧乏人の子だくさん」ともいう。

こうした現象を生物学的に見ると、栄養過剰の個体は、自分自身の存在に満足して、子孫を残そうとする機能が弱っているが、逆に、栄養低下気味の個体は、自身が滅びる前に、子孫だけは残そうとするメカニズムが働き、生殖力が高まるのだという。

にんじんジュースを、毎日愛飲し始めた不妊症のカップルや、私の経営している保養所で、にんじんジュース断食をやって、高齢で出産した人が何組もおられる。最高齢は、神戸から来た女性で、結婚後25年、48歳で初産という方まである。にんじんジュース断食や、超簡単ダイエットで一時的に、低栄養にしてあげれば、妊孕率が上昇するようだ。

最近は、講演の度に、「にんじんジュース」は「妊娠ジュースなのだ」とジョークを言って、笑いを買っている。

石原式超簡単ダイエットで12kg減少。水毒症状が治った!

Fさんは、155㎝、67kg、50歳で、昨年の冬、家のリビングのソファに腰かけていた時、フワーッとした「めまい」がし、ふらついて、気分が悪くなった。約30分後に、落ちついたので、家人に付き添ってもらい病院へ。

血液、尿、脳のCTなどの検査の結果、何も異常はないが、年齢的に見て、後々脳梗塞（一過性脳虚血発作）になる可能性もあるので、今後、水分を十分に飲むように、と指導された。

言われた通り、朝、昼、夕とねる前など、1日1・5リットルくらいのミネラルウォーターを摂るようにしたが、飲むわりには、尿の出が少ない、と何となく感じていた。

すると、6ヶ月のうちに、62kgだった体重が5kgも増えて67kgに。何となく、「体が重い」と感じていたが、ある日、3時のお茶をしていた時、突然めまいがして天井が回り、吐き気と冷や汗が出て、何が何だかわからなくなっていたら、すごく脈が速くなり、これで心臓が止まるのではないか、と死の恐怖すら感じた。救急車で近くの総合病院へ入院し、半日がかりで、血液、尿、胸部レントゲン、脳のMRIなどありとあらゆる検査をしたが、異常なしとの結果。夕方には症状が治まり、1日の入院で自宅に帰された。診断は「自律神経失調症」とのことで、安定剤を処方された。

そんな折「何かよい漢方薬はありませんか」と、私のクリニックに訪ねて来られたFさんに、こう説明した。

「めまいがされたのは2回共、安静時でしたよね。外出されている時とか、仕事中は起きたことないでしょう。体を動かしている時は、筋肉が水分を使ってくれますし、体温も高くなっているので、こういう「水毒」症状は起きないのですよ。体内に水分が多くなると、体を冷やし、痛みをはじめ種々の病気の原因になるので、嘔吐〈胃液という水分の排泄〉や冷や汗で水分を外に出そうとしたり、脈拍を速くして、代謝を上げて、体温を上昇させて、水分を消費しようとするわけです。1回目の発作の時も水毒だったのに、脳梗塞の疑い、とのことで、更に無理に水分を摂られたのが、水毒に拍車をかけ、体重増加やめまい、吐き気、頻脈……という、メニエール症候群様の症状を来たしたわけです」と説明した。

「もともと、朝食はあまり食べたくない」とおっしゃるので、「朝は、にんじん・りんごのジュースコップ2杯半。昼はおそば、夕食は、和食中心に何でも」という超簡単ダイエットをすすめ、喉がかわいた時は、生姜紅茶を飲むようにすすめた。

すると、驚くほどの排尿と発汗があり、大便の出もよくなり、1ヶ月で5kg減って62kgに、3ヶ月後には55kgになり、文字通り、身も心も軽くなられ、めまいの発作も全くなくなり快調な毎日を過ごされている。

石原式
ダイエット
2

無理なくできるプチ断食ダイエット

断食すると体が強健になる

最近、ダイエットの方法として、「断食」がはやっている。断食というと、一昔前までは、難行・苦行を想像しがちであったが、今は、やせるための「プチ断食」が、若い女性の間でもちょっとしたブームのようである。

野生の動物は、病気やケガをすると、何も食べずに病気を治す。

我々人間も、かぜをはじめ、種々の病気にかかると、食欲がなくなる。

この「食欲不振」は、病気であるというサインであると共に、病気を治そうという治癒反応でもある。

断食は、英語でfastであるが、これは、firm（しっかりとした）とか、fixed（堅固な）という言葉と語源は同じである。

飛行機に乗ると、
fasten seat belt.（シートベルトをしっかりお締め下さい）
とあるが、このfastである。
もともとは、fastには（断食する）、体が「強健になる」という意味が込められているのである。

半日断食で血液サラサラ、心身共にスッキリ

２００1年9月13日、日本テレビ系の「おもいッきりテレビ」に出演し、「脂肪を燃やす半断食」と題して、約1時間、解説した。

あらかじめ54歳の主婦Aさんに、この断食をやってもらい、断食前後のデータも揃えてお見せした。

そのせいか、説得力は十分で、全国からたくさんの電話をいただいた。

半断食とは何か。

それは、朝・昼の2食を抜いて、にんじん・りんごジュースを飲んでもらうという断食法だ。

朝……にんじん・りんごジュース（コップ2・5杯）
〈にんじん2本・りんご1個で作る〉
昼……にんじん・りんごジュース（コップ3杯）
〈にんじん1本・りんご2個で作る〉
夕……白米ご飯（できれば黒ごま塩をかける）を茶碗6分目
梅干し　2個
しらすおろし　小鉢1杯
みそ汁　（わかめと豆腐の具入り）　1杯

これが、この時のメニューである。この間、空腹感を感じたら、黒あめを1〜2個なめていただくか、生姜紅茶（ハチミツまたは黒砂糖入り）を1杯飲んでいただくことにした。また、イライラしたり、手もちぶさたの時は、ゆっくりと散歩することをおすすめした。昼食の、りんごとにんじんの比率を逆にしたのは、段々低下してくる血糖を、りんごの甘さで少しでも高めようとする配慮だ。

夕食は、白米ご飯を茶碗6分目に、黒ごま塩（理想は玄米のお粥を茶碗1杯）に梅干し（クエン酸などの有機酸が、胃液・だ液の分泌を促し、休んでいた胃腸を刺激）、しらすおろし（大根のジアスターゼで消化を促す）に、みそ汁（豆腐とともにタンパク質を補い、また、断食中、尿に多量排泄された塩分を補う）をゆっくり、よく噛み、30分くらいかけて食べていただいた。

その結果、以下の如く、種々のデータが驚くべき改善を見たのである。

体重……1・5kg減少
血圧（上の血圧：正常値100～140mmHg）……141mmHg↓132mmHg
血糖（正常値：60～110mg／dℓ）……110mg↓92mg
中性脂肪（正常値：50～150／dℓ）……79mg↓52mg
尿酸（正常値：5・5mg／dℓ以内）……5・0mg↓3・2mg
尿素窒素（正常値：8～20mg／dℓ）……18mg↓12・2mg
クレアチニン（正常値：0・7～1・5mg／dℓ）……1・1mg↓0・72mg

尿酸、尿素窒素、クレアチニンは、血液中の老廃物なので、これらが減少したということは、血液がきれいになったことを意味する。

また、血糖、中性脂肪も低下しているので、血液がサラサラになったことを表している。

Aさんは、半日断食後に、「心身共にスッキリした」とおっしゃっていたが、脳波の測定でもα波が多くなっていた。この断食がストレス解消にも役立ったことを物語っている。

半日断食の次は1日断食に挑戦

半日断食ができたら次は、1日ジュース断食をしていただきたい。これは安全で誰にでもできる。

ただし、いきなり行うのではなく、まず朝は、にんじん・りんごの生ジュースだけ、という超簡単ダイエットを実行し、1~2週間後、慣れてきたら、土曜日か日曜日などの休日に、半日断食を実行し、それに2~3回成功したら、いよいよ1日断食を実行、という具合に、段階を踏んで行うのが理想である。

1日断食のメニュー例は、次のとおりである。

朝……にんじん・りんごジュース（コップ2・5杯）
〈にんじん2本・りんご1個で作る〉
10：00AM……生姜紅茶（1〜2杯）〈ハチミツまたは黒砂糖入り〉
昼……にんじん・りんごジュース（コップ2・5杯）〈朝と同じ〉
3：00PM……生姜紅茶（1〜2杯）〈ハチミツまたは黒砂糖入り〉
夕……にんじん・りんごジュース（コップ2・5杯）〈朝・昼と同じ〉

空腹感や低血糖症状（めまい、ふらつき、動悸、ふるえ、倦怠感……）が出てきた時はどうするか。生姜紅茶（ハチミツまたは黒砂糖入り）か、黒あめをなめるとよい。

後で詳述するが、生姜は、体を温め、血流をよくして代謝を高め、脂肪の燃焼、老廃物の排泄を促してくれるだけでなく、気を開く（気分をよくする）作用がある。

1日断食後の翌朝の朝食のメニューは、

白米ご飯（黒ごま塩をかける）　7〜8分目
梅干し　2個
しらすおろし　小鉢1杯
みそ汁　（豆腐とわかめの具）

である。これらをよく噛んで食べること。1日断食している間に、喉がかわいたら、適宜、お茶や生姜紅茶（前と同じ）、ハーブティ、にんじん・りんごジュースなどで、水分を補うとよい。

昼食と夕食は、和食中心に、腹6〜7分目をよく噛んで食べ、脂っこいものはさけるべきである。

こうしたプチ断食を、にんじん・りんごジュースと生姜紅茶を用いて行う時は、まず、危険な事故は発生しない。ただし、万一、「冷や汗」「手足のふるえ」「激しい動悸」「激しい腹痛」「気の遠くなるような感じ」が出現したら、あめ玉か、生姜湯を摂って、しばらく様子を見、それでも治らなかったら、お医者さんに診てもらうべきだ。

たとえ、こうしたプチ断食でも、断食後の1食目の食事の旨さは、名状しがたいものだ。

どんな高級料理店の和食や、フランス料理と比べても、断食後の補食は感激的な美味《おい》しさがある。

この補食の時こそ、いかに日頃食べ過ぎていたか、食べ物への感謝が足りなかったかを悟るものである。

ご飯やみそ汁、梅干し、大根おろしといった、実にシンプルで自然の食物が、いかに健康と生命に役立つかを実感できる瞬間でもある。

なお、こうしたプチ断食でも、日頃、薬を常用している人は、注意を要する。

心臓病の薬、ステロイドホルモン剤、降圧剤などを勝手に（主治医の相談なしに）休止するのはよくないし、逆に、プチ断食の時に、常用している糖尿病の薬をいつも通り服用すると、低血糖を起こし、とり返しのつかないことになる恐れもあるので、あらかじめ主治医に相談すべきである。

高脂血症の薬や胃腸の薬、痛風の薬は、そうした病気を起こす「モト」が口から入ってこないので、プチ断食中は、休止してもよいだろう。

なぜ断食には効果があるのか

筆者が、伊豆の山の中に、にんじんとりんごで作った生ジュースによる、断食の保養所を作って、もう20年近くなる。延べ1万人近くの方が、断食に来られ、体重減少や健康増進に成功された。

最近では、元首相や元厚生大臣をはじめ、大臣や国会議員の先生方、お医者さん、財界の方々や学者さん、主婦の方々や学生さんに至るまで、たくさんの方が、断食にやってこられる。1回やられると、病みつきになり、年に2~3回やって来られる方も多い。

心身共に健康になるからだ。

だいたい1週間のジュース断食で、5kg前後やせるのがふつうであるが、ジュース断食中に、今までいかに過食していたかを悟られ、家に帰られると、ほとんどの人々が、

朝：にんじん・りんごジュース・コップ2・5杯、生姜紅茶1〜2杯
昼：おそばまたは軽食
夕：和食中心に、何でも。酒も可。

という「石原式超簡単ダイエット」を実行されている。

そうすると、年間に体重が10〜15kgも減り、肝機能の値、総コレステロール、中性脂肪、尿酸などの値が完全に正常化し、主治医から、「一体、何をしてきたんだ」と驚かれ、わけ（断食）を話すと、主治医が「自分もやりたい」とおっしゃることもよくあるようだ。

こうした1日断食以上の断食は、こうした施設（最近は全国にたくさんの断食施設があるので、インターネットなどで調べられるとよい）でやる必要がある。自己流の場合、低血糖症状（動悸、ふらつき、失神）や、まれに、腹痛や不整脈が起こった場合、対処ができないからだ。

プチ断食には5つの大きな効果がある。

(1) 排泄がよくなる

「吸収は排泄を抑制する」の逆で、「吸収させないと、排泄がよくなる」つまり、大・小便の出がよくなり、血液が浄化され、「血の流れ」がよくなる。

(2) 体熱が上昇する

鳥が抱卵する時は、物を食べないで2〜3週間過ごす。熱で卵を温めているので、食べた方が体熱が上がるなら、食べる筈である。

しかし、実際は、食べない方が、体内の余剰物や老廃物が燃焼して、体熱が上昇してくる。その結果、血液や体の中の老廃物が燃え、血液がきれいになるし、免疫力(白血球の力)も増強し、健康増進、病気の治癒の一助になる。体温が上昇すると、これまで述べてきた血の流れ、水の流れ、気の流れが良くなるのである。

(3) 体内の臓器が休息する

「食べる」ということは、胃腸を酷使し、胃腸に血液を送っている心臓を疲れさせ、食べることでできる老廃物の解毒のために、肝臓・腎臓に負担をかける……という風に、すべての体内臓器に負荷をかけることになる。しばらく食を断つことは、こうした臓器に休息を与え、再び活力と若さを回復させることになる。

(4) 〝余剰物〟病気の細胞が健常細胞の餌になる

胃腸から、食物が入ってこないと、人間の体内では、健康な細胞が、ガン細胞、炎症を起こしている細胞、脂肪肝や、動脈硬化の原因の脂肪などの病気の細胞を食って、生き伸びようとする。つまり、弱肉強食の状態になるのだ。ということは、弱い病的細胞が食われて消滅し、病気治癒の一助となるわけだ。

(5) 脳からα波が出現する

断食すると、瞑想をはじめ、悟りを開いた時など、心の安寧が得られた時に出現するα波が脳波上に表われる。

ということは、気の流れが良くなるということである。このように断食は、血の流れ、水の流れ、気の流れを良くする。食を断ち、摂取カロリーを制限することにより肥満解消に役立つだけでなく、健康増進に大なる力を発揮するのである。

石原式
ダイエット
3

体を温め代謝をよくする万能生姜紅茶

やせたい人は生姜紅茶を飲みなさい

ここ数年、「生姜《しょうが》」の効能について、講義やら、TV出演の時、機会ある毎に話していたら、雑誌、テレビ、新聞などで、取り上げられることが多くなってきた。

2001年3月7日のフジテレビ局（午後5時～7時）の「スーパーニュース」に「満腹ダイエット」と題して、特集報道された「しっかり食べてダイエットする」というのは、なかなか、興味深いものがあった。

なにせ、満腹するほどにちゃんと食べた上に、運動もさせないようにして、その上に、ある食物をさらに加えて食べることによって、「やせよう」という趣旨なのだから。

私も、この番組に出演し、生姜紅茶ダイエットの効能についてコメントした。

3人の主婦Sさん（34歳）、Oさん（30歳）、Kさん（30歳）にそれぞれ生姜紅茶、エリンギ（キノコの一種）、パパイアを、それぞれ2週間食べてもらい、体重やウエストの変化を見る、というものだ。

3人共、この満腹ダイエット中は、「3食しっかり食べる」「無理な運動はしない」というのが条件である。

Sさんは、身長144・8㎝で体重65・8㎏。1日6杯の生姜紅茶（すりおろし生姜を小さじ1〜2杯入れる）を、「さっぱりとして飲みやすい」と2週間毎日飲み続けたところ、2週間後に2㎏の体重減少、ウエストも84・5㎝から82・5㎝に。更に、あと1週間生姜紅茶を飲んだところ、全部で3週間で合計3・3㎏の体重減少に成功された。

エリンギによるダイエットは、エリンギが低カロリーである上に、多量の食物繊維を含むということで、信州大学大学院の發地（ほっち）雅夫教授がラットによる実験で、そのダイエット効果を確認されたものだ。

ラットに高コレステロール食を食べさせ続けると、脂肪肝になるが、一緒にエリンギの粉末を与えると、高コレステロール食を食べさせても、脂肪肝にならないし、体重増加も少ない、というもの。

Oさんは、白ワインと塩、こしょうで味つけしてオーブンで焼いたエリンギを、1日80g、2週間食べ続けた。その結果、身長160・6cm、体重65・2kgが1・1kg減って64・1kgに、ウェストも83cmが79cmとかなり減少。

Kさんの満腹ダイエットの「友」はパパイア。パパイアには、タンパク分解酵素のパパインが含まれているが、牛肉にパパインをふりかけると、肉の表面がジェリー状になる。それはタンパクが分解され、ペプチドに変化したことを示す。このペプチドがコレステロールを低下させるのである。

Kさんは、毎日半個の熟したパパイアを2週間食べ続けたところ、身長161cm、55・3kgの体重が54・7kgと600gの減少、ウエストも71・5cmから69cmと2・5cm減少した。エリンギやパパイアによる満腹ダイエットも、短期間ではあるが、十分に効果があったと言える。

生姜紅茶、エリンギ、パパイアの三種のダイエットの中で効果大は生姜だった

しかし、何と言っても最大の効果を示したのが、私が提案した生姜紅茶ダイエットだった。なぜなら、ダイエットにおいて一番大切な体熱を上げ、体の代謝をよくして、発汗、排尿、排便を促す作用が生姜紅茶の中にはあるからだ。

エリンギやパパイアには、排便を促したり脂肪を低下させる作用はあっても、代謝を促進させる、というダイエットに一番大切な、根源的要素が欠けている。

また、生姜は、体熱を上げ代謝をよくする以外にも、エリンギによるダイエット効果の主役である食物繊維も、2・5g（100g中）とかなり多く含んでいる。タンパク質分解酵素も、パパインやブロメリン（パイナップル）に匹敵するほど強力な、ジンギベイン（Zingibain）を含んでいるのである。

2002年の5月15日、HBC（北海道テレビ）の「ビタミンTV」という番組の中でも、この生姜紅茶ダイエットが紹介された。

「血液をサラサラにして、ダイエットをしよう」という主旨で、H・Sさんという30歳くらいの主婦を被験者にして行われた。

H・Sさんは、「食事制限は全くしないで、のどが乾いた時には、砂糖なしの生姜紅茶を飲む」といういたって簡単なもの（1日2〜6杯）を実行。

その結果、はじめの2週間で3kg、次の2週間で1kg、1ヶ月で計4kgのダイエットに成功。「下着もジーパンもブカブカになった」とコメントされていた。札幌市内の病院のお医者さんが、生姜紅茶ダイエット前後の血小板の粘着能（血小板が血管壁やお互いにくっつき合う度合）を測定されたところ、73％から66％に低下していた。

「血液がサラサラになり、体の代謝が高まって、ダイエットに成功されたのでしょう」との見解を示されていた。

また、天使大学の栄養学の荒川義人教授も、「生姜の中のジンゲロンの脂肪を燃やして、体熱を上げる作用と、紅茶の中のカフェインの脂肪を燃やす作用が相乗的に働き、ダイエット効果があったのだろう」と、説明された。

私も、電話で20分くらい出演し、「生姜紅茶は体温を上昇させること、体温が1℃上昇すれば、代謝が約12％くらい上昇するので、脂肪や糖分が燃えやすくなり、同じカロリーを摂取していてもやせやすくなるのだ……」というようなことを説明した。

代謝の効果をよくする生姜紅茶＋《プラス》ハチミツ、黒砂糖は痩身効果をより高める

このように、ダイエットにとって一番大切なことは、代謝をよくして、同時に体温を上昇させることなのだ。

今、日本人の体温は、低下しており、36・5℃の人類の平均体温を維持している人は、むしろ例外的である。低体温であることは、同じ食物、同じカロリーを摂取しても、体内での燃焼が悪く、太りやすくなる。

バセドウ病という病気がある。首の前面に存在する甲状腺は、新陳代謝を良くしてくれる、サイロキシンというホルモンを分泌する臓器である。この甲状腺が働きすぎる甲状腺機能亢進症が、バセドウ病であり、新陳代謝が良くなりすぎるので、頻脈、発汗、イライラ、手指のふるえ、下痢、発熱などの症状が出現するため、治療をせずに放置すると、食べても食べてもやせてきて、最後はburn out syndrome(燃え尽き症候群)となり、激ヤセして生命を落とす。

もちろん、そこに行く前に治療されるのがふつうであるが……。逆に、甲状腺の働きが低下しすぎておこる粘液水腫(甲状腺機能低下症)は、徐脈(脈が遅い)、冷え、むくみ、便秘、動作が鈍い、考えたくない、計算したくない……という新陳代謝が低下した諸々の症状が出てくる。

つまり、肥満した人は、甲状腺機能低下症の傾向にあるため、ダイエットに成功するには、バセドウ病という病的状態の手前の状態、つまり、健康範囲内での甲状腺の働きが良い状態になるようにすればよい、ということになる。その一番のポイントが体熱を上昇させる、ということである。

別の項で「青・白・緑の食物は体を冷やし、赤・黒・橙の食物は、体を温める」と述べているが、緑茶に熱を加えて発酵させた紅茶は、体を温める飲料に変化したことになる。

これに、血行をよくして体を温めるジンゲロン、ジンゲロール、ショーガオールを含む生姜を加えた生姜紅茶は、体熱を上げる作用が相乗的に高まり、更に効果的なダイエット飲料になるわけだ。この生姜紅茶に、ハチミツや黒砂糖を加えると、外観が真黒になる。

これは科学的に言うと、ハチミツや黒砂糖に含まれる鉄分のせい、ということになるが、漢方的に言うと、この「真っ黒」は、体を温め、代謝を良くする作用が高まった、ということを意味する。

だから、「ハチミツや黒砂糖は、甘いので太るのではないか」というような、近視眼的な考えを捨て、生姜紅茶＋《プラス》甘味（黒砂糖またはハチミツ）はむしろ、痩身効果を高めることを確信して、愛飲されるとよい。

生姜紅茶の作り方

生姜紅茶の作り方に、特別なことはない。ティーカップに紅茶を入れ、その中に適量（好みの味になる）すりおろし生姜（根生姜を皮のまますりおろす）または、生姜汁（すりおろした生姜を布でしぼる）を入れるだけである。

生姜紅茶は熱めを1日2杯から6杯までが適量

生姜紅茶は、少々、熱いくらいのものをフーフーしながら飲むと、体が温まり、発汗が多くなり、更に効果的である。

生姜は多いほど、保温・発汗作用は強くなるが、少々、胃に刺激（焼けるような感じ）を感じる人は、生姜の量を減らした方がよい。紅茶カップ1杯につき、すりおろし生姜1つまみ～2つまみ、または3～5 cc くらいなら、刺激を感じる人は少ないはずだ。なお、同じ量のすりおろし生姜を用いても、黒砂糖やハチミツを加えると、マイルドになって、刺激が起きなくなることも多い。先にも述べたが黒砂糖やハチミ

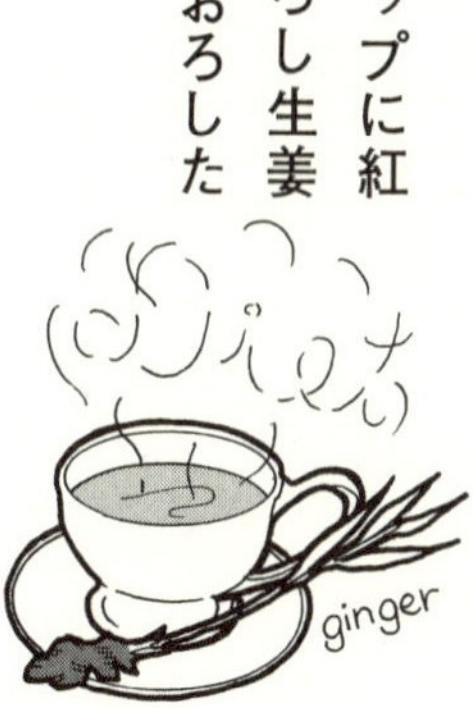

ツは、甘味＝カロリーがあるので太る、などという心配は無用で、体を温める効果が強くなるため、代謝が高まり、痩身効果は更に高まる。

生姜紅茶は、最低でも1日2杯、多くても6杯くらいまでが適当である。

朝は、体温、気温とも低く、体の代謝が低下しているので、体温を高めて1日の活動に備えるためにも朝食前後に1杯飲むとよい。また、夕方の入浴前に飲むと、生姜紅茶と、入浴の保温効果が相乗的に働き、発汗や利尿が促され、ダイエット効果が一層高まる。

その他、おやつの後や、のどの渇いた時など適宜飲むとよいだろう。

なお、昼間の外出時や、生姜をすりおろすのが面倒だという人は、市販のチューブ入りの練り生姜で代用されてもよい。少々、効果は落ちると思われるが、バッグに入れて持ち歩き、オフィスや喫茶店などで、紅茶を飲む時使うとよいだろう。

体重減少と共にやる気が出て、体温も34・9℃から36・3℃に

Bさんは28歳、女性、155㎝、52kgで、某有名女子大卒業後、一流企業へ就職。毎日、楽しく仕事をこなしていたが、夏になりオフィスにクーラーが入るようになる

と、鼻かぜやのど痛を数回起こした。

秋から翌春にかけては、元気に仕事をしていたが、2年目の夏、またクーラーが効きすぎ、オフィスにいると、下肢のむくみ、偏頭痛（ひどくなると、吐き気）、生理痛がひどくなり、数回、勤めを休んでしまった。しかし、下着をたくさんつけたり、カーディガンを着たりして、何とか乗りきった。

その後は、元気にしていたが、3年目の6月、また、オフィスにクーラーが入り始める頃から、寝つきが悪くなり、朝起きられない、無理して勤めに出ていっても無気力で何もやる気がしない、些細《ささい》なミスをくり返すなどの症状が続き、会社内の診療所を受診したところ、「軽いうつ病」との診断をされた。抗うつ剤2種類と、睡眠剤2種類を服用するが、なかなか、好転せず欠勤も続いたので、9月に会社を辞め、九州の実家へ帰った。

実家ではゆっくりできたし、毎日散歩もするのだが、うつの症状は少しはよくなったものの、「眠れない」「やる気がしない」という症状は存続。逆に、食欲は湧いて、徐々に太り、52kgだった体重が57kgに。

そんな時、ある健康雑誌に、「Dr.石原の生姜紅茶ダイエット」という記事が載り、家人のすすめで、早速飲み始めた。熱い紅茶に、すりおろし生姜を2～3つまみ、黒砂糖をたっぷり入れて飲むと、とっても美味しく、体もすぐに温まり、久しくかいてなかった汗が出るようになった。

それに、2～3日すると尿の出もよくなり、便秘も治り、心身共に軽くなった。

2週間で、体重が3kgも減り、それと共にやる気が出てきて、中・高とやっていた水泳を、近くの温水プールで再開。すると、適度な筋肉の疲労もあって、睡眠剤なしで、入眠できるようになった。

体温も34・9℃の平熱が、1ヶ月後35・5℃、3ヶ月後36・0℃となり、6ヶ月後は36・3℃に。

体温が上がると、毎朝、感じていた朝のだるさもなくなり、やる気も出てきて、抗うつ剤なしで過ごせるようになった。

お母さんから、お礼の手紙が私のところに来たが、

「娘は、自分達夫婦がとても飲めないような、生姜汁をいっぱい入れた紅茶をおいしい、と言って飲んでいます。生姜のおかげで生命拾いしました……」

というようなことが書いてあった。

生姜紅茶で肥満と持病の喘息《ぜんそく》が改善した！

Cさんは30歳、159㎝、66㎏の色白の美人。ただし、幼少時から喘息の持病があり、季節の変わり目は、ひどい発作を起こし、病院への入退院をくり返してきた。発作が起きない時も、気管支拡張剤と、吸入器は毎日使っていた。

喘息は、持病とあきらめていたが、毎年1～2㎏ずつ増えていく肥満が何とかならないかと、私のクリニックを訪れた。

色白で目が大きくて二重瞼の美人だが、確かに下半身デブ、水太りである。体温も35・0℃しかない。「痰を出しやすくするために、水をたくさん飲め」と主治医よりすすめられているので、飲みたくないのに、努力して毎日水やお茶を飲んでいる、という。

別項で述べる冷・水・痛の三角関係図（98ページ）を説明し、「あなたの喘息と肥満は漢方でいう水毒で、原因は同じ水から来ているのですよ」と説明し、納得してもらった。

水分が欲しくなったら、生姜紅茶（黒砂糖入り）を飲むようにすすめ、食べものは、色の濃い陽性食品をよくかんで少な目に、また、入浴はシャワーですませていたのを、湯舟にゆっくり入るように指導。

生姜紅茶を飲み始めると、初日より排尿がよくなり、3日目頃より、発汗が驚くほど多くなり、5日目頃より、大便の出がよくなった。体温も週単位で0・1℃ずつ上昇し、3ヶ月後に36・2℃、体重が60kgに。6ヶ月後には体温36・4℃、体重57kgになった。体重が減ると共に、喘息特有の息苦しさがなくなり、まず吸入の必要がなくなった。気管支拡張剤の服用も、朝とねる前の2回が、ねる前1回だけになり、1年後には、全く薬なしでも発作が起きなくなった。

生姜紅茶を1日4〜5杯飲んだことで、発汗、利尿作用が促進され、大便の出もよくなり、まず、水の滞り、次に血の滞りが改善し、肥満と喘息が改善した症例である。

生姜紅茶と生姜湿布で痛み、こり、こわばりがなくなった!

Dさんは38歳、162cm、63kgで、5年前から、四肢の関節が痛み、口が乾燥するようになり、肌も何となく荒れてきた。いくつか病院を受診し、最後に膠原病《こうげんびょう》(シエーグレン症候群）と診断された。

症状に応じて痛み止めや筋肉弛緩《しかん》剤、免疫抑制剤などを投与されたが、症状はよくならず、悪化するばかり。体もむくんだようになり、午前中は、特に、むくみ、関節痛がひどく、気分も悪い。歩き方もぎこちなくなり、歩くスピードも鈍り、「このまま、この若さで歩けなくなるのでは？」との不安で毎日苦しんでいる時、拙著「病《やまい》は〝冷《ひ》え〟から」を読まれた。

思い当たることばかりで、とにかく、「温める生活を心がけよう」と心に誓い、まず、生姜紅茶を1日3～5杯、関節や筋肉の痛みやこわばりの部分に、生姜湿布を施し、食べ物も、陽性食品をよくかんで食べるようにし、1日2食にした。

すると、あれだけ悩んでいた痛みやこりや、こわばりが、1週間目頃より楽になり、1ヶ月後には、うそのように軽くなった。免疫抑制剤も、痛み止めも、3ヶ月後には服用しなくてもよくなった。

体が温かくなると、尿と汗の出がよくなり、3ヶ月後には58kgになった。顔は特にやせた感じはないが、下半身のむくみがとれて、体重が減ったことが実感できた、という。

別項で詳しく述べるが、「痛み」は「冷」と「水」によりくる。西洋医学の鎮痛剤は、鎮痛作用と共に、解熱作用も同時に併せもつ鎮痛解熱剤がほとんどだ。痛みを止めるために、体を冷やし、次の痛みを作るという心配がある。

Dさんのように、「体が硬く感じる」というのは、鎮痛解熱剤により、体が冷やされ、硬くなっていたということも考えられる。腎臓や膀胱も体熱で働いているわけだから、解熱剤で冷やされると、働きが低下し、排尿が悪くなり、むくみ→水太りになっていたと考えられる。

生姜は「血・水・気」の流れを良くし、肥満と万病予防に役立つ唯一無二の食物

後述するが、「血・水・気」の流れを良くすれば、肥満をはじめ、諸々の病気の予防や改善につながる。

実は、この「血・水・気」の流れを良くしてくれる、つまり、一人三役もこなす食物がこの世に存在するのである。それは、生姜である。冒頭で例示した料理長が、生姜紅茶の飲用のみで、3週間で5・5kgもやせたのは、この生姜の効能に、その秘密が隠されていたわけだ。

生姜は、我々が医療用として日常使っている、漢方薬１５０種類のうち、実に70%以上に含有されており、「生姜なしでは漢方は成り立たない」とさえ言われている。「色白・水太り」の肥満解消薬の防已黄耆湯《ぼういおうぎとう》にも、「ずんぐり・むっくりタイプで、便秘がちな固太り」の肥満解消薬の防風通聖散《ぼうふうつうしょうさん》にも生姜は含まれている。また、風邪薬で有名な葛根湯《かっこんとう》や、胃の薬の安中散《あんちゅうさん》、肝臓の薬の小柴胡湯《しょうさいことう》など、ほとんどの漢方薬に、生姜が含まれているのである。

漢方の原典というべき傷寒論に「(生姜は)体を温め(血流をよくし)、すべての臓器の働きを活発化させる。体内の余分な体液(水の滞り)をとり除き、駆風《くふう》を促し(ガスを排泄し)、消化を助ける……」と書いてあるし、明《みん》時代に書かれた「本草綱目《ほんぞうこうもく》」には「(生姜は)百邪(種々の病気)を防御する」とある。「子曰く……」で有名な孔子も、毎日、生姜の副菜を食べていた、という。

生姜は、インドの原産であるが、紀元前2世紀には、古代アラビア人により、インドから古代ギリシア、ローマに海路で伝えられていた。かのピタゴラスも、生姜を消化剤や駆風剤(お腹のガスをとる薬)として使用していたという。

13世紀のイギリスでは、生姜１ポンド(約４５０ｇ)と、羊１頭が交換されていたというほど、高価であったらしい。

15世紀にロンドン市民の1/3を死亡させたペスト（黒死病）には、生姜を食べていた人はかからなかったことがわかり、時の国王、ヘンリー8世は、ロンドン市長に命じて、英国民に生姜を食べるよう奨励したというエピソードが残っている。その頃作られた、人形の形をしたジンジャー・ブレッドを、イギリス人は今でも好んで食べている。

そもそも、アジアとヨーロッパの香辛料貿易で、こしょうについで2番目に重宝されたのが生姜で、マゼランやヴァスコ・ダ・ガマが、ポルトガルやスペイン国王の命令で、大航海に出たのは、生姜やこしょうなどの香辛料の産地を発見するのが主目的だった。

「生姜」がアメリカ大陸や、新世界の発見にかかわったということになる。

生姜の成分は、ジンゲロン、ジンゲロール、ショーガオールなどの辛みの成分と、ジンギベレン、クルクミン、ビザボレン、ピネン等の芳香（精油）成分である。

西洋医学の薬理学でも、最近、生姜の効能が次々に発見され、その効能の多さは、科学者達に、驚きの目をもって見られている。生姜の効能を列挙すると、

血

（1）心臓を刺激し、血管を開き、血流をよくする。
（2）トロンボキサン、プロスタグランディンの生成量を減らし、血小板の凝集力を弱める（血流をよくする）。
（3）白血球の機能を促進して、体内・血液内の毒素の貪食《どんしょく》・処理をする。
（4）血中コレステロールを低下させる。

水

（5）発汗・利尿を促し、体液の流れをよくする。
（6）粘液（痰など）の分泌を促し、体液の流れをよくする。

気

（7）脳の血流をよくして、抑うつ気分をとる（気を開く）。
（8）副腎髄質を刺激して、アドレナリンを分泌させ、気力を高める。
（9）エネルギーの流れをよくして、体に活力を与える

以上のように、血・水・気の流れをよくすることがよくわかる。

gingerを薄い辞書で引くと「生姜」としか出てこないが、研究社の新英和辞典で引

くと、（名）意気、元気、ぴりっとしたところ、気骨。（動）元気づける、活気づける、励ます、鼓舞する、などと出てくる。つまり、「気」を高める食物であることを、イギリス人もわかっていたわけだ。

言葉は、その国の生活、習慣、歴史等が集約されて作られるのだから、gingerには、重厚な意味が包含されていると言える。「気うつ」な人が蔓延している現代日本には、「生姜」は必需品である。

生姜の副作用に関しては、種々の文献を調べてもほとんど見当たらないし、薬品としての「生姜」を調べても、副作用の研究報告がない。

アメリカのＦＤＡ（食品医薬品局）でも生姜は、ＧＲＡＳ（一般的に見て安全なハーブである）として、警告ラベルをつけずに、一般の食品店で販売されている。

基本的には、生姜には体に悪い作用はないと考えてよい。ただし、以下の症状のある人は、生姜の摂取をさけた方がよい。

① 体がほてる人
② 皮膚（体表）や舌が異常に赤い人
③ ひどく汗かきの人

④　40℃以上の高熱を出している人
⑤　皮膚がひどく乾燥している人
⑥　頻脈《ひんみゃく》のある人
⑦　脱水症状のある人
⑧　血便のある人

生姜は、漢方の胃の薬には必ず含まれているし、実際、生姜には胃壁や腸壁の血行をよくして、食物の消化・吸収をよくすることがわかっている。また、アスピリンなど解熱剤の胃への副作用から胃を守る、ことも明らかにされている。

にもかかわらず、生姜湯やジンジャーティーを、1日数杯飲むと、胃が焼けるとか軽い胃痛がする、という人が稀におられる。

そんな時は、少な目に飲むか、生姜の量を少なくしてみるとよい。

それでも、同じ症状があるなら、飲用を中止すること。

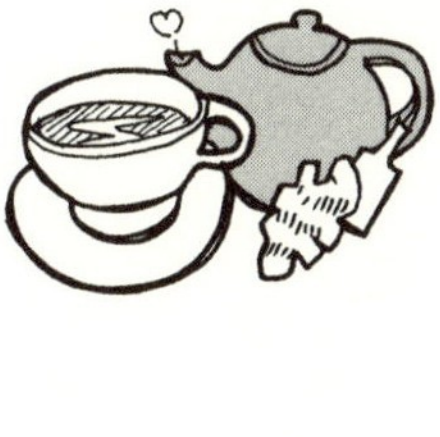

2

肥満は人間の敵
死にたくなかったらやせなさい

肥満は人間の敵 1

肥満のあなたは要注意！

肥満度が30％過ぎると生活習慣病が急速に増える

肥満とは何だろうか。

肥満とやせの判定には、「身長に対する体重の比率」で、「脂肪の蓄積量を推定する」。これを目的に種々の測定法が用いられてきた。

最も簡単な方法が、

ブローカ指数⇨身長(cm)－100＝理想体重(kg)

で、日本人では、ブローカ桂変法の

{身長(cm)－100}×0.9＝理想体重(kg)

がよく用いられている。

最近では、ＢＭＩ（Body Mass Iudex）が国際的に通用する体格指数として用いられている。

$$\mathrm{BMI}=\frac{\text{体重(kg)}}{(\text{身長m})^2}$$

で表わされ、26・4以上が肥満と判定される。

$$\text{肥満度\%}=\frac{\text{実測体重}-\text{標準体重}}{\text{標準体重}}\times100$$

で表わされる。

身長170cmで体重80kgの人の肥満度は、

$$\text{肥満度\%}=\frac{80-63}{(170-100)\times0.9}=\frac{17}{63}\fallingdotseq26.9\%$$

ということになる。

肥満度が−10%～10%の範囲をふつうとし、

10～20%……過体重

20%以上……肥満

としている。

米国のフラミンガム調査やドイツでの調査からも、肥満度が30%を越えると、高血圧、虚血性心臓病（狭心症、心筋梗塞）、糖尿病、脳卒中が急速に増えることがわかっている。

肥満とやせの判定表

身長(cm) \ 肥満度(%)	−20	−10	標準体重 kg	+10	+20	+30	身長(cm) \ 肥満度(%)	−20	−10	標準体重 kg	+10	+20	+30
140	34.5	38.8	43.1	47.4	51.7	56.1	168	49.7	55.9	62.1	68.3	74.5	80.7
141	35.0	39.4	43.7	48.1	52.5	56.9	169	50.0	56.6	62.8	69.1	75.4	81.7
142	35.5	40.0	44.4	48.8	53.2	57.7	170	50.9	57.2	63.6	69.9	76.3	82.7
143	36.0	40.5	45.0	49.5	54.0	58.5	171	51.5	57.9	64.3	70.8	77.2	83.6
144	36.5	41.1	45.6	50.2	54.7	59.3	172	52.1	58.6	65.1	71.6	78.1	84.6
145	37.0	41.6	46.3	50.9	55.5	60.1	173	52.7	59.3	65.8	72.4	79.0	85.6
146	37.5	42.2	46.9	51.6	56.3	61.0	174	53.3	59.9	66.6	73.3	79.9	86.6
147	38.0	42.8	47.5	52.3	57.0	61.8	175	53.9	60.6	67.4	74.1	80.9	87.6
148	38.6	43.4	48.2	53.0	57.8	62.6	176	54.5	61.3	68.1	75.0	81.8	88.6
149	39.1	44.0	48.8	53.7	58.6	63.5	177	55.1	62.0	68.9	75.8	82.7	89.6
150	39.6	44.6	49.5	54.5	59.4	64.4	178	55.8	62.7	69.7	76.7	83.6	90.6
151	40.1	45.1	50.2	55.2	60.2	65.2	179	56.4	63.4	70.5	77.5	84.6	91.6
152	40.7	45.7	50.8	55.9	61.0	66.1	180	57.0	64.2	71.3	78.4	85.5	92.7
153	41.2	46.3	51.5	56.6	61.8	67.0	181	57.7	64.9	72.1	79.3	86.5	93.7
154	41.7	47.0	52.2	57.4	62.6	67.8	182	58.3	65.6	72.9	80.2	87.4	94.7
155	42.3	47.6	52.9	58.1	63.4	68.7	183	58.9	66.3	73.7	81.0	88.4	95.8
156	42.8	48.2	53.5	58.9	64.2	69.6	184	59.6	67.0	74.5	81.9	89.4	96.8
157	43.4	48.8	54.2	59.7	65.1	70.5	185	60.2	67.8	75.3	82.8	90.4	97.9
158	43.9	49.4	54.9	60.4	65.9	71.4	186	60.9	68.5	76.1	83.7	91.3	98.9
159	44.5	50.0	55.6	61.2	66.7	72.3	187	61.5	69.2	76.9	84.6	92.3	100.0
160	45.1	50.7	56.3	62.0	67.6	73.2	188	62.2	70.0	77.8	85.5	93.3	101.1
161	45.6	51.3	57.0	62.7	68.4	74.1	189	62.9	70.7	78.6	86.4	94.3	102.2
162	46.2	52.0	57.7	63.5	69.3	75.1	190	63.5	71.5	79.4	87.4	95.3	103.2
163	46.8	52.6	58.5	64.3	70.1	76.0	191	64.2	72.2	80.3	88.3	96.3	104.3
164	47.3	53.3	59.2	65.1	71.0	76.9	192	64.9	73.0	81.1	89.2	97.3	105.4
165	47.9	53.9	59.9	65.9	71.9	77.9	193	65.5	73.8	81.9	90.1	98.3	106.5
166	48.5	54.6	60.6	66.7	72.7	78.8	194	66.2	74.5	82.8	91.1	99.4	107.6
167	49.1	55.2	61.4	67.5	73.6	79.8	195	66.9	75.3	83.7	92.0	100.4	108.8

肥満度は体脂肪率から判定する

身長、体重から肥満度を測定する方法は、簡便ではあるが、脂肪と筋肉を見分けるのに誤ることがある。

ウェイト・トレーニングをしている人や、激しく動き回るスポーツ選手(サッカー、ラグビー、バスケット等々)など筋肉質な人をも、肥満としてしまうおそれがあるからだ。

そこで、肥満度を厳密に表わすには、体脂肪率を測定する必要がある。

我々の医学生時代は、体脂肪測定の実験というと、湯を入れた風呂に被験者をつけ、そこからあふれる水の量や、被験者の体重などから、比重を測る体密度法や体内K40測定法など、大がかりな設備を用いて測定していたものだった。思えばたいへんな努力だった。

その後、より簡単に肥満を測定する方法として、皮脂厚計《ひしあつけい》や生体インピーダンス法が発案された。

肩甲骨下部の皮膚と、上腕部の伸側《しんそく》(外側)の皮膚をつまみ上げて、皮脂厚計で厚さを測り、上記の2ヶ所の測定値を足したものから、脂肪率を計算する。合計値が男

体脂肪率による肥満度の判定基準

判定		軽度肥満	中等度肥満	重度肥満
男性（全年齢）		20％以上	25％以上	30％以上
女性	（6〜14歳）	25％以上	30％以上	35％以上
	（15歳以上）	30％以上	35％以上	40％以上

で40㎜、女で45㎜以上になると、体脂肪率が25％以上と判断し、肥満ということになる。

これをもっと簡単にしたのが、臍《へそ》の横をつまんで、その厚さを皮脂厚計（または、親指と人指し指ではさんでもよい）で計り、男で20㎜、女で25㎜を越えると肥満という方法がある。この場合の皮脂厚が1㎜増えると、血液中のコレステロール値が3㎎増える、という研究報告もある。

生体インピーダンス法とは、体全体を1つの抵抗体（インピーダンス＝電気抵抗性）と考え、脂肪の量によって、その抵抗性が変化することを利用したもの。つまり、人体に、交流電気を流し、その抵抗性によって、体脂肪率を測定する方法である。

しかし、最近は、体重計と簡単な器具を利用して体脂肪量の測定ができるようになってきている。

会社の健康診断などやると、いかにも、外見はやせ型に見え、身長・体重から割り出した肥満率も、全く正常か、むしろ、やせ型なのに、腹部の脂肪だけ厚く、血液検査でも、高脂血症や高血糖（糖尿病）、高尿酸血症（痛風）が存在する人も少なくない。

よって、肥満度は、体脂肪率から判定し、肥満ということになれば、本著に述べている、ダイエット法で、脂肪を削《そ》ぎ落とすことが、種々の生活習慣病の予防、改善のためには必要である。

太ると死亡率が上昇する

日本の力士の寿命は短い。あれだけ、鍛え上げた力士も、引退後に、極端な運動不足になり、固太りから脂肪太りになるからだ。

角聖といわれた69連勝の双葉山（56歳、劇症肝炎）、羽黒山（54歳、尿毒症）、安芸の海（64歳、心不全）、照国（58歳、心筋梗塞）、前田山（57歳、肝硬変）、千代の山（51歳、肝臓ガン）、吉葉山（57歳、腎不全）、柏戸（58歳、肝不全）と、頂点を極めた横綱は、ほとんど短命である。51代横綱の玉の海は、27歳の現役で、急性肺不全で亡くなっている。

話は、少し旧聞に属するが、１９７９年米国の生命保険協会から出された「肥満度と死亡率の関係」からも、肥満度が上がるにつれて、死亡率が上昇することが、はっ

肥満度と死亡率の関係

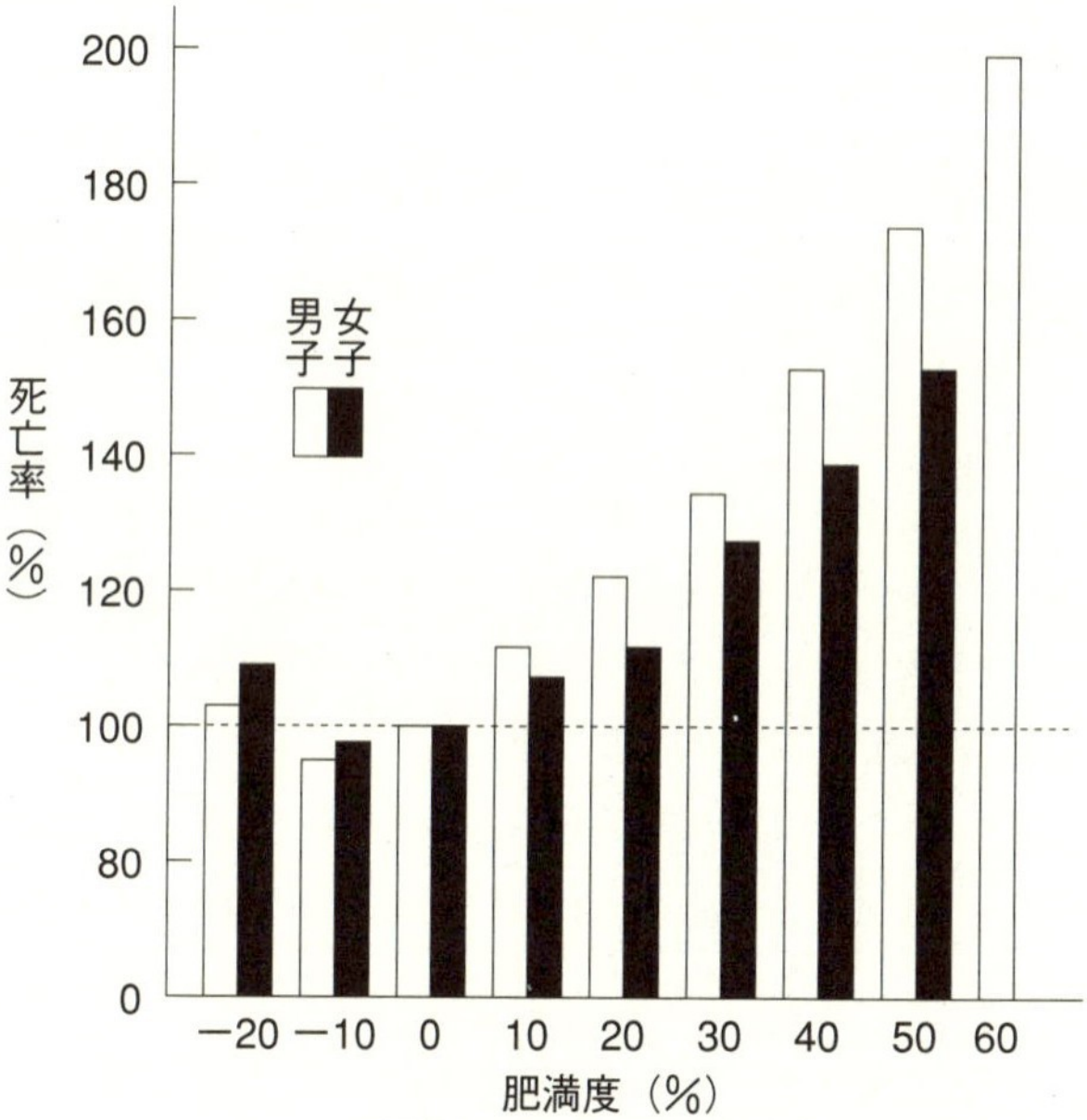

肥満度0のときの死亡率が100%である
米国生命保険協会（1979）より

死因別肥満者死亡率—正常体重者の死亡率を100とした場合

（Barrによる）

死因	男性	女性	死因	男性	女性
糖尿病	383	372	脳出血	159	162
肝硬変	249	147	心疾患	142	175
虫垂炎	223	195	自動車事故	131	120
胆石	206	284	自殺	78	73
慢性腎炎	191	212	結核	21	35

身長、体重別死亡指数

（Build and Blood Preessure Study）

体重（kg）＼身長（cm）	147〜159	160〜169	170〜179	180〜189	190〜200
〜 52	102%	110%	113%	—	—
53〜 60	105	95	89	96%	—
61〜 69	98	94	89	83	106%
70〜 79	120	108	96	90	76
80〜 89	184	119	108	92	88
90〜 97	—	126	122	105	101
98〜106	—	143	142	111	115
107〜115	—	153	154	146	123
計	105人	103人	100人	94人	96人

きりと見てとれる。

また死因別に見ても、結核以外は、太っていると死亡率が上昇している。

ただ、太っている人に、自殺が少ないのは、太ると、何をするにも、おっくうになるのが原因かもしれない。

「太ると死亡率が上がる」ということは、「太ると、種々の病気にかかりやすくなる」ということでもある。

では、どんな病気にかかりやすいのだろうか。

次に述べよう。

肥満は
人間の敵
2

肥満が招く病気を根治しよう

肥満は体のすべての障害の元凶である

(Ⅰ) 脂肪量や体重増加による、骨格、心臓、呼吸器系、泌尿器系など種々の臓器への負担

(1) 変形性関節炎(腰痛、膝痛)
(2) 心不全、高血圧
(3) 肺活量の減少(換気障害＝睡眠時無呼吸症候群、ピックウィック症候群)
(4) 腎臓病(慢性腎炎)

(Ⅱ) 肥大した脂肪細胞を養うために陥る過食の影響

(1) 高脂血症(→動脈硬化、高血圧、脳梗塞、心筋梗塞)

(2)高尿酸血症(痛風)
(3)高血糖(糖尿病)
(4)脂肪肝
(5)胆石・胆のう炎
(6)膵炎

(Ⅲ)動きが鈍くなることに伴う、運動不足

(1)腰痛、肩こり
(2)糖尿病、高血圧、心筋梗塞

(Ⅳ)皮下脂肪の増加、皮膚機能の低下

(1)多汗症、汗疹《あせも》
(2)かゆみ、湿疹、水虫、虫さされ
(3)皮膚化膿症
(4)皮膚線状痕

(Ⅴ) ホルモン分泌のアンバランスが招く障害

(1) 糖尿病

(2) 甲状腺機能低下症

(3) 卵巣機能低下、子宮発育不全、不妊症、月経異常

(4) インポテンツ

(Ⅵ) 外科的疾患

(1) ヘルニア

(2) 外科手術の際の危険性(縫合不全、感染症、血栓症など)

(Ⅶ) 産婦人科的疾患

(1) 妊娠合併症、出産時の危険性、産褥期《さんじょくき》の異常

(2) 膣炎・外陰湿疹

(3) 子宮体部ガン

（Ⅷ）精神的変化

（1）気質の変化（怠惰、無気力、感情鈍麻）
（2）知的・情的精神作用が遅鈍になる

（Ⅸ）その他

動作が鈍いので事故にあいやすい

高血圧からガンまで、まずやせることが肝要

◇高血圧と肥満

肥満している人は、そうでない人の2～3倍も高血圧になりやすいことが疫学調査でわかっている。

肥満している人の高血圧は、減量すれば食塩摂取の制限をしなくても改善することも知られている。

肥満すると、循環血液量の増加に並行して心拍出量も増加するし、肥満高血圧患者では、交感神経の亢進もみられるという。

また、インスリンやコーチゾールなどのホルモンの分泌増加が、肥満に拍車をかけることになるため、高血圧の人が、太っているならば、まず、やせることが先決ということになる。

◇高脂血症と肥満

高脂血症とは、血液中の総コレステロールや中性脂肪の値が高い状態である。肥満している人の約65％にこの高脂血症が見られるとされている。そして、肥満すればするほどその傾向はひどくなり、逆に、動脈硬化を予防するＨＤＬ（善玉）コレステロールは低下する傾向になる。

ということは、動脈硬化指数

$$\frac{\text{総コレステロール値}-\text{HDLコレステロール値}}{\text{HDLコレステロール値}}$$

が高くなることになる。

この動脈硬化指数が、5を越えると動脈硬化になる可能性が高くなる。

◇虚血性心臓病と肥満

狭心症や心筋梗塞などの虚血性心臓病をはじめ、うっ血性心不全などの心臓病も、肥満していると罹患率が高くなる。

肥満すると、動脈硬化になりやすいばかりでなく、高血圧、糖尿病、高脂血症、高尿酸血症（痛風）など、心臓病の危険因子が増えるからである。

一般に、肥満度が10％増えると、虚血性心臓病の発症が30％も増加するとされているので、心臓病の人で太っている人は、やせることが一番大切ということになる。

◇糖尿病と肥満

糖尿病は、現在太っている人に限らず、過去に肥満していた人に高率に起きてくる。肥満している人の、死因別死亡率は、糖尿病が第1位で、正常体重者の約4倍というのだから、驚きである。糖尿病になると、虚血性心臓病をはじめ、脳血管疾患の罹患率も上昇し、免疫力も低下して、感染症やガンにかかる率も上昇する。

また、失明されている方や、腎不全で人工透析をしている人の半分は、糖尿病が原因とされている。日本の40歳以上の男性の10人に1人が、糖尿病である。

糖尿病の人は、やはり、まずやせることが肝要である。

◎痛風と肥満

痛風の原因物質である尿酸は、過食によって血液内に増えるし、太った人は、尿への尿酸の排泄機能が低下しているので、痛風になりやすい。

尿酸は足の指の関節に沈着して、痛風を起こすだけではなく、腎臓や血管の内壁にも沈着して、腎臓病や動脈硬化→血管障害（脳卒中、心筋梗塞）をも起こしやすくなる。やはり、太った人で痛風もちの人は、やせることが一番ということになる。

◎ガンと肥満

過食させて太ったネズミと、二日おきに断食させたやせたネズミとでは、太ったネズミが5倍以上もガンにかかりやすいことは、動物実験で以前から確かめられていた。

とくに、肥満者は、乳ガン、卵巣ガン、子宮体ガン、前立腺ガンなどにかかりやすいことは、疫学的にわかっている。

高コレステロール食品を食べると、血液中にコレステロールが増え、卵巣での女性ホルモンの合成が多くなる。すると、乳・卵巣・子宮体などの女性特有のガンが増えてくる。また、脂肪細胞そのものに、男性ホルモン（女性の体内にも存在）を女性ホルモンに変える作用（アロマティゼイション）があり、血中の女性ホルモンが増えると、子宮内膜症や乳腺症が高い確率で発生し、やがて、乳・卵巣・子宮体ガンになる、という説もある。

また、コレステロールは、男性の副腎やこう丸で男性ホルモンの合成を促し、前立腺ガンの原因になる。肥満者の前立腺ガンの発生頻度は、正常体重者の2・5倍である、とする報告もある。また、太った人は、コレステロール系胆石症にかかる率が高くなり、その結果、胆のうガン発症のリスクも高くなる。

日本人のガンの1位、2位を占めている大腸ガンや肺ガンの発生も肥満するほど危険度が増す。

ガン予防、治療のためにも、まず、やせることが肝要である。

Dr.イシハラのワンポイントコラム❶

太っている人はなぜ昼間から居眠りばかりするの？

イギリスの文豪チャールズ・ディケンズの「ピックウィック・クラブ」という小説の中に出てくる、主人公のピックウィック氏の友人がやとっている、ジョーという肥満した少年に関する記述がこの症候群に似ていることにより、１９５６年にバーウェルが命名したもの。ジョー少年は大食漢でものすごく肥満していて、昼間から居眠りばかり。立っている時も、馬車の御者をしている最中にも眠り込んでしまう。

このエピソードより「高度の肥満者で、いつも居眠りばかりしているという症状」が、ピックウィック症候群とよばれるようになった。

肥満者は、首から胸にかけての大量の脂肪により、気管や肺などの気道が圧迫され、酸素の取り込みが不足するし、時として息が止まったりする（睡眠時無呼吸症候群）ので、熟眠ができないことが、居眠りの原因である。その結果、昼間

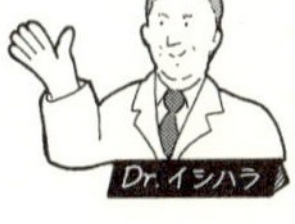

に居眠りばかりするようになる。

ひどくなると、呼吸障害のために酸素不足になって心不全に陥り、突然死する人がいる。

ピックウィック症候群では、肥満が軽快すると、すべての症状が軽快する。

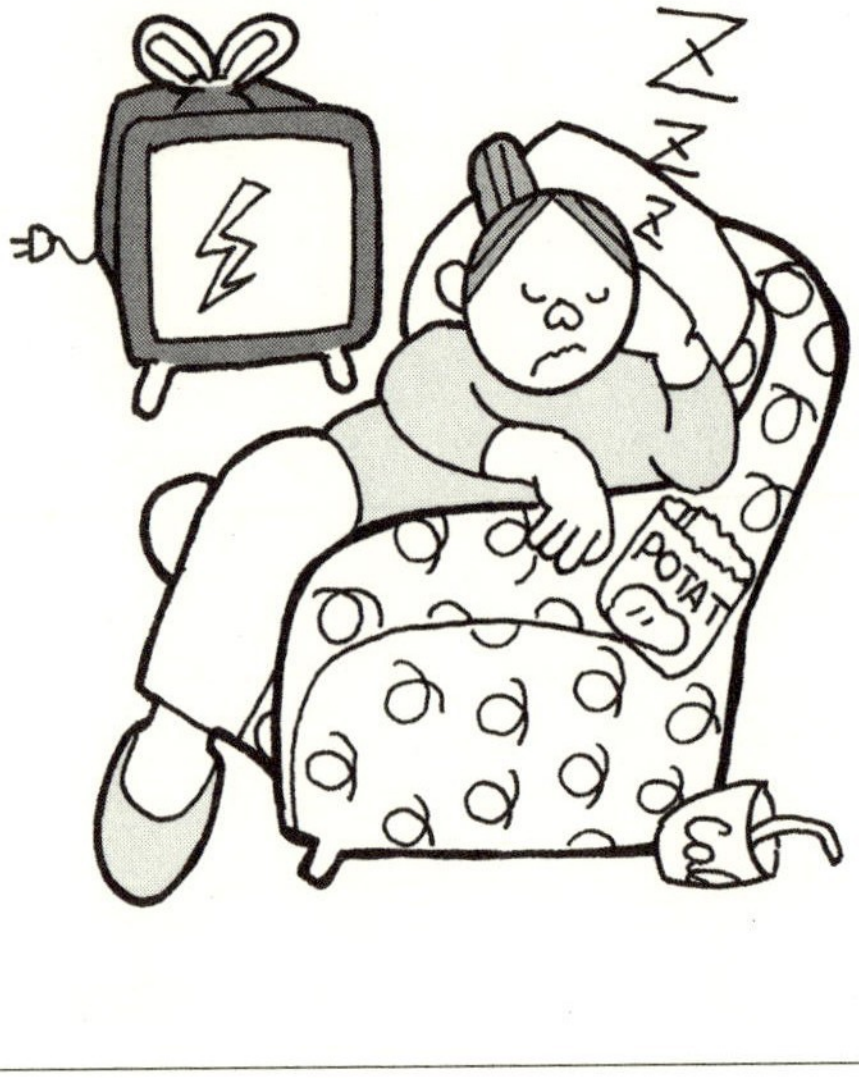

肥満は
人間の敵
3

肥満は血・水・気の流れを悪くする

太ると血液が汚れ、瘀血《おけつ》の状態に

◇「瘀血《おけつ》」とはドロドロ血液のこと

「太る」というと西洋医学的には、「脂肪量の増加」を意味する。しかし、太ることで、体内にたまっているのは、脂肪だけではなく、種々の老廃物、余剰物、中間代謝物などの有毒物、余分な水分等々、種々雑多の不要物であるから、東洋医学的に言うと、「血液が汚れている」状態なのだ。血液が汚れると、ドロドロとしてきて、血液の流れも悪くなり、漢方でいう「瘀血《おけつ》」の状態になる。「瘀血」とは、「血行不順」と「汚血」の2つが重なった病態を言う。

漢方では、「万病一元、血の汚れ（瘀血）から」生ずる、と考えられているため、太ると西洋医学的にも諸々の病気が発生するのである。

血液は、種々の栄養素、酸素、水、白血球、免疫物質を含んで、全身をくまなく巡り、60兆個の細胞に、栄養や水や酸素を送り届け、傷んだ細胞（病気）を修復し、細胞の代謝（生活）の結果できた老廃物を受け取って、腎臓や肺から、尿や呼気として排泄する。

そのため、血液が汚れると、各細胞に十二分な栄養や酸素を送り届けられないし、白血球や免疫物質の供給も不足するので、各細胞・組織で異常（病気）が起きるのである。

◇瘀血のサインに注意

西洋医学では、腎臓と肺がよほどの重症の疾患に侵されない限り、血液は汚れないとする。血液中の老廃物（主に、尿素窒素、クレアチニン、尿酸など）は、尿として腎臓・膀胱から排泄される、と考えるからだ。

しかし、東洋医学では、西洋医学の血液検査で異常を来たす前に、老廃物の過多や、中性脂肪・コレステロール・赤血球・血小板・種々のホルモンや酵素類の過多や

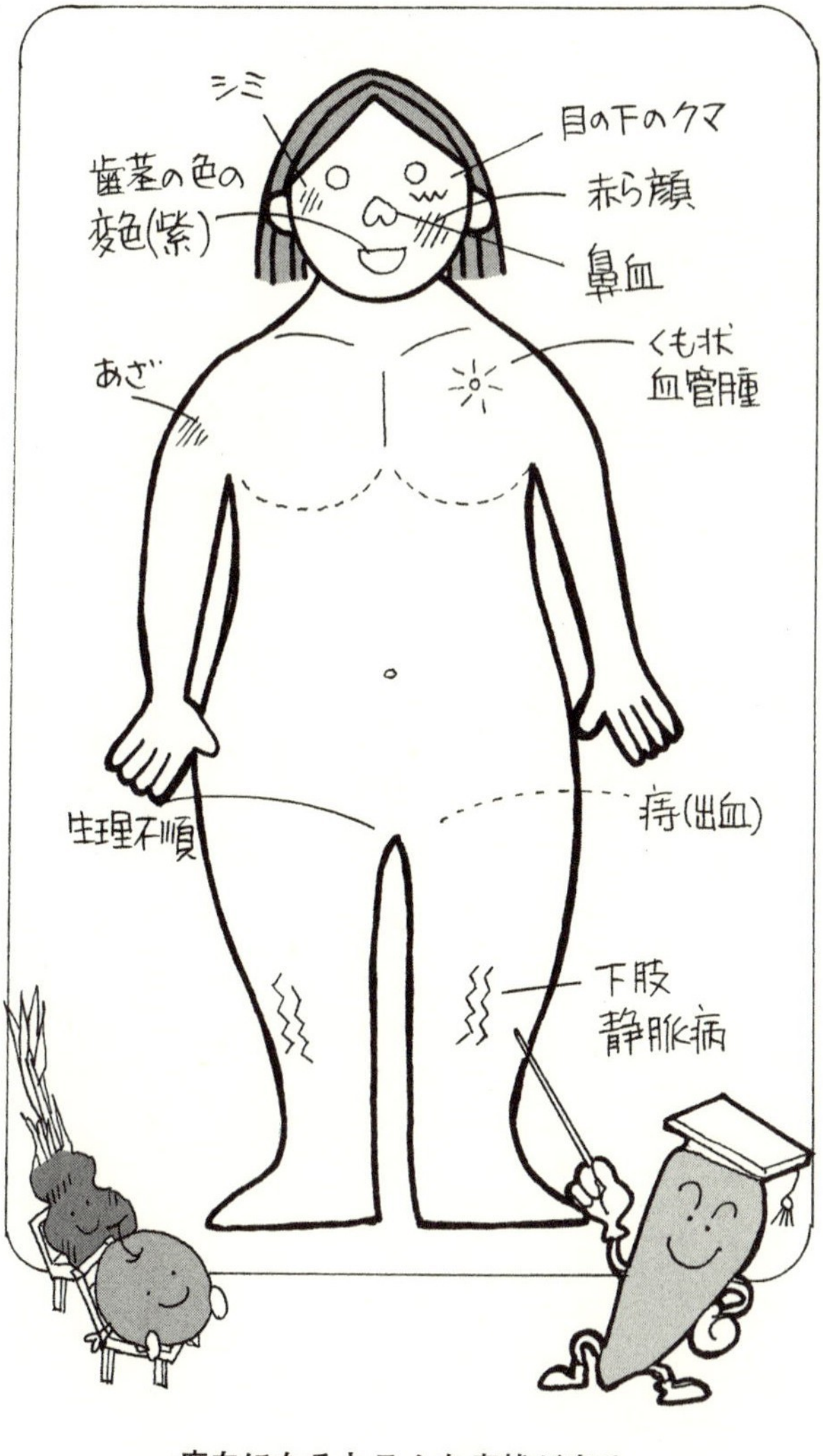

瘀血になるとこんな症状が出る

減少という疾病の準備状態を、「瘀血のサイン」という形で把握できる。

図でおわかりのように、瘀血の他覚的サインは、毛細血管の拡張による症状である。瘀血がひどくなると、血管が破れ出血してくる。それが、鼻血、歯茎からの出血、痔出血、婦人性器からの不正出血などである。女の人がよく、打撲もしないのに、皮下に紫色のアザができているのも、この瘀血による出血である。

汚い血を捨てて、血をきれいにしようとする自然治癒の反応が「出血」と考えてよい。

そう考えると、胃潰瘍の出血や脳出血なども、また、胃ガン（吐血）、大腸ガン（下血）、肺ガン（喀血）、腎臓・膀胱ガン（血尿）、子宮ガン（不正出血）等の出血も、血液の汚れの結果できた病変を少しでもよくしようとする、体の治癒反応に他ならない。

そのため、昔から洋の東西を問わず、瀉血《しゃけつ》療法が存在するのである。

すごい肩こりや頸《くび》のこり、腰痛に悩む人の患部を、軽く針でつつき、吸い玉で吸うと、痛みやこりのひどい人の患部からは、黒紫色がかった血液がドロドロと出てくる。痛みのない健康人に同様のことをしても何も出てこない。

去年、ドイツの市民病院を見学に訪れたが、65年の歴史を誇る自然療法科が、内科や外科などの診療科目とともに併設されていた。この科では、診断は、西洋医学的方法でなされるが、治療は、針灸、温熱療法、水療法、ハーブ療法など、自然療法のみが用いられている。その1つに、ヒルで病人の血を吸わせる吸血療法がちゃんと行われていた。

女性の平均寿命が84歳、男性は77歳と、女は男より7年長生きする。その1つの要因として、女性は、14～15歳の思春期より50歳くらいまでの30数年間、毎月、生理によって、瘀血を捨て、体の血をきれいにしている、ということが考えられる。

これまでの説明で、なぜ、太ることで病気が増えるかが、おわかりになったと思う。

水の流れが悪化する

◎余分な水分（水の滞り）も肥満の原因、むくみの原因に

人間は水なしでは、3日も生きられないし、日本人の死因の2位、3位を占める心

筋梗塞、脳梗塞の死亡者数が、それぞれ15万人、13万人余を占めていることもあり、西洋医学では、やたら、水分を摂るようにすすめる。

水をなるべく多く飲むようにすすめるダイエットもあるが、漢方医学的見地からは、大いに疑問が残る。

西洋医学では、肥満の原因は、「摂取カロリーが過剰で、排泄エネルギーが少ない」つまり、「食べすぎて、十分に体を動かさないことにある」とするため、いかに少なく食べるか、または、カロリーの少ない物で満腹感を与えるか、どうすれば、カロリーを消費できるかに主眼をおいたダイエット法が指導されている。

しかし、巷《ちまた》には、「水を飲んでも、お茶を飲んでも太る」という人がいる。西洋医学では、そういうことは絶対にない、と主張するが、実際にはあるのである。

漢方の防已黄耆湯という薬は、「色白で汗が多く、膝関節が痛んだり腫れたりする」人の「水太り」の肥満症に処方される。

逆に「固太り」の人には、防風通聖散《ぼうふうつうしょうさん》を処方する。

次頁に示した図①のように、人間の体重の60～65%は、水分である。よって、水分が体内より十分に排泄できないと、必ず、体重が増加していくのである。

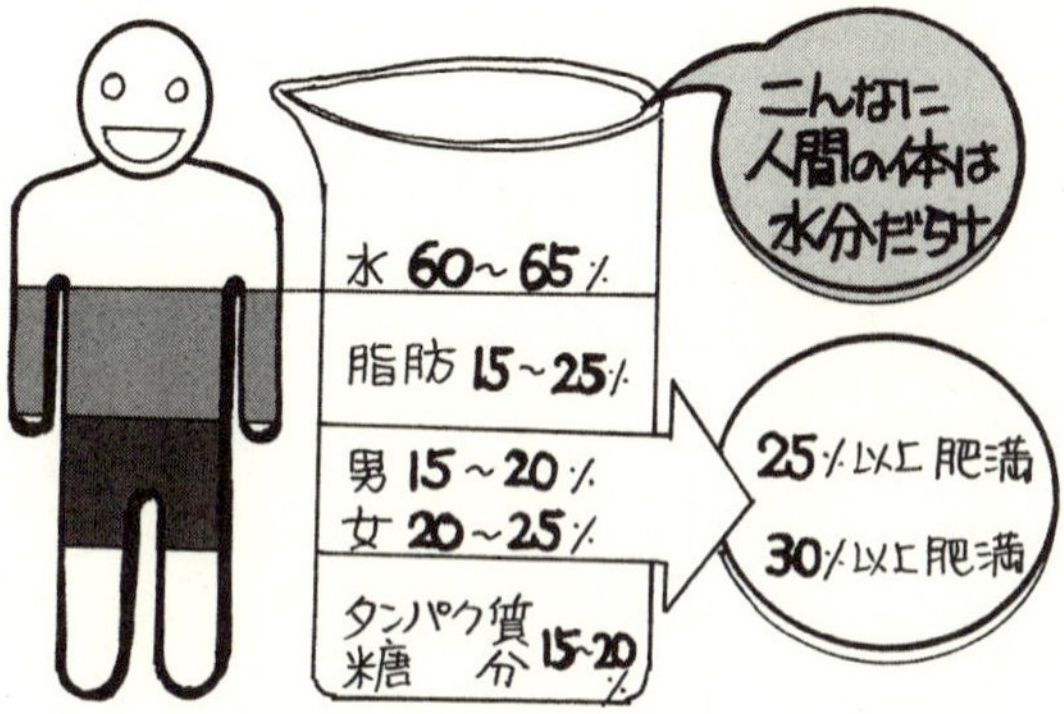

図①人間の体重の60〜65%は水分

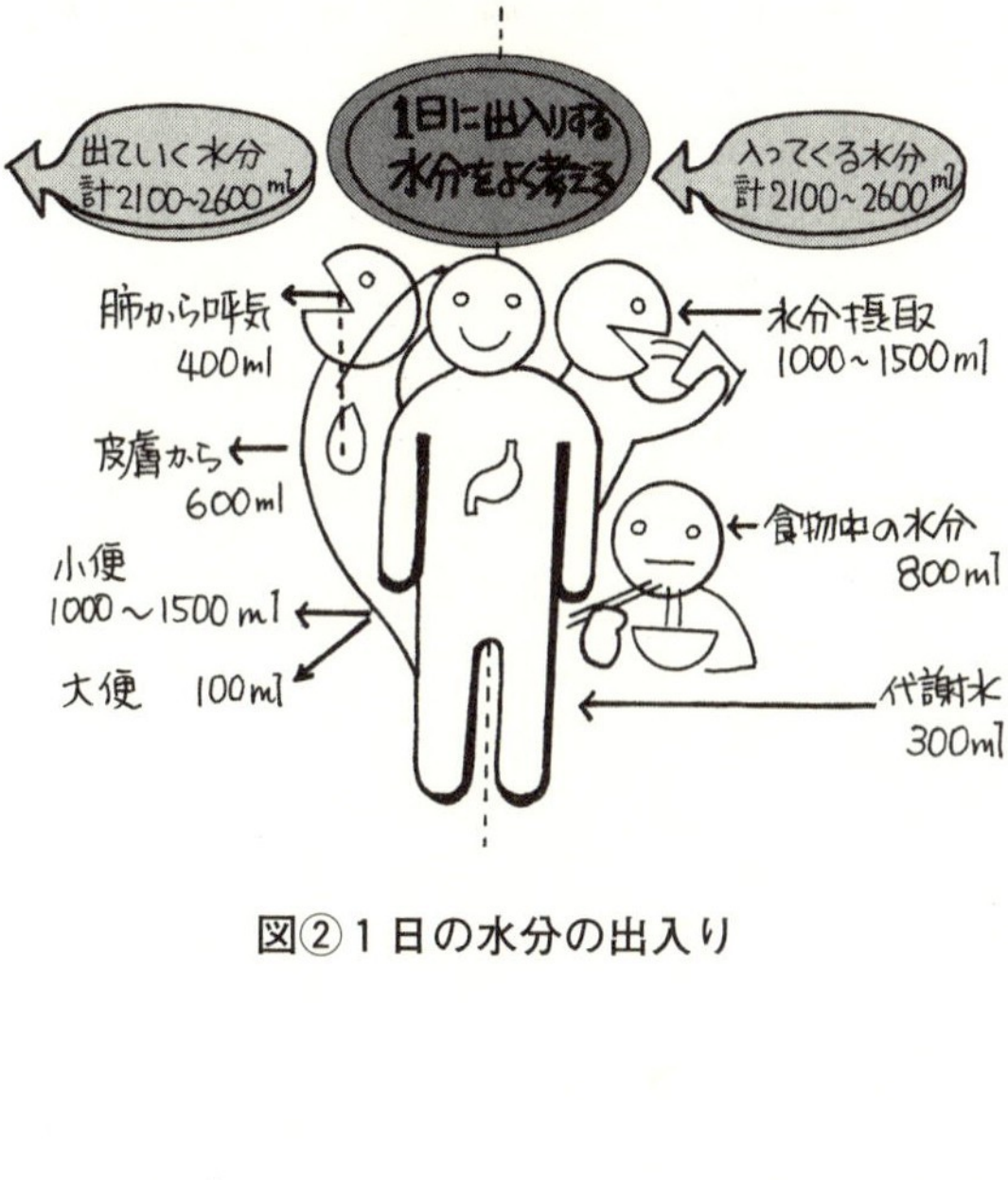

図②１日の水分の出入り

心不全の時は、排尿が悪くなり、1日につき500g〜1kgの体重増加をみることがある。

西洋医学では、「それは、むくみである」と言うだろうが、心不全の時の「むくみ」は、完全に病的なものであるが、「心不全」とまではいかなくても、少しずつ、むくんでくる「水太り」というのが存在するのである。

前頁の図②は、「1日の水分の出入り」を示している。

「入る」方は、水やお茶やコーヒー、清涼水といった明らかに「水」とわかるものが、1000mℓ〜1500mℓ、ふつうに食物を食べて、その中に含まれている水分（うどん＝76%、白米＝65%、大福＝41%、牛乳＝89%、ビール＝93%など）の合計が、約800mℓ、それに、食べる時は水とは関係のない、炭水化物や脂肪、タンパク質が、体内で利用され、燃焼された結果生じてくる水分（代謝水）が約300mℓで、合計すると、約2100mℓ〜2600mℓになる。

「出る」方は、呼気や皮膚から、目に見えない水分の排泄（不感蒸泄）として、それぞれ約400mℓと約600mℓ、尿から約1000〜1500mℓ、大便から約100mℓで計約2100mℓ〜2600mℓとなる。

これに、運動や入浴で、発汗すると数百mℓからリットル単位になるので、その分は、水分摂取で補わなければならないことになる。

これまで20年の間に、私のクリニックに、勤めてくれた数十人のスタッフを思い浮かべると、太った人は、あまり、小用に行かないし、太らない人は、日中に何回も、トイレに行くという印象が残っている。

事実、先に述べた「色白・水太り」のポッチャリ型の「防已黄耆湯《ぼういおうぎとう》」タイプの肥満の人は、排尿回数が少ないか、回数は正常（１日７〜８回）か多くても、１回の排尿量が少ない人である。

水分は、１日２１００〜２６００mℓとふつうに摂取していても、尿の量が、１日１０００mℓ以下とか、便秘していて、毎日、排便と共に出ていく水分が体内に残ると、いわゆる「むくみ」となる。たとえ１日50mℓ（コップ１/３）ずつ水の排泄が悪くて残っていっても、１ヶ月で１５００mℓ（１・５kg）となるし、数ヶ月たつと、更に倍加していくことになる。

「私は下半身デブ」とか「大根足だから、恥ずかしい」などとぼやく女の人がよくいるが、これは、「水」の成せる業と思ってよい。

ビニール袋に水を入れて、手で吊り下げると下の方が膨らむことを考えれば、合点がいくというものだ。

女の人が、足がむくみやすいのも、この水のしわざである。

Dr.イシハラのワンポイントコラム❷

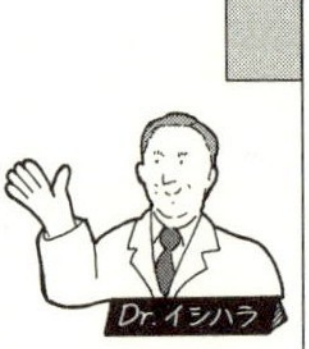

カロリーを含む水分には要注意！

すでに述べたように、「水」は、「水太り」という肥満の原因そのものになるし、また、体を冷やすことにより、脂肪の燃焼を妨げ、脂肪太りの原因にもなる。

従って、コーヒー、緑茶、ウーロン茶、ハーブ茶、水は、いくら摂取しても、栄養学的なカロリーは「0」であるが、水太りの原因になりうるわけだ。

この結論からいけば、牛乳や果汁、コーラなどは、要注意だ。

水分を含み、しかも体を冷やす上に、以下の如く、カロリーも含まれているので、冷え性、水太りの人が、摂取する時は、注意を要する。

◇飲みもののカロリー

牛乳（コップ1杯）	60キロカロリー
果汁100%（コップ1杯）	90キロカロリー
コーラ350mℓ	140キロカロリー
コーヒー飲料（250mℓ）	120キロカロリー
果汁入り清涼飲料（250mℓ）	120キロカロリー

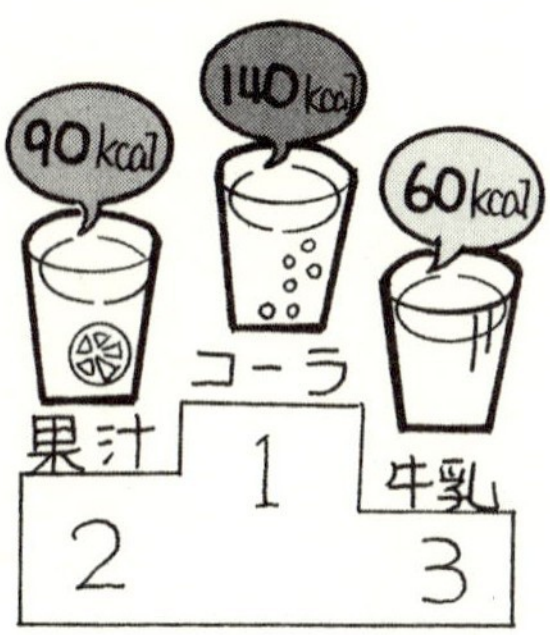

◇水がもたらす体への障害

「過ぎたるは及ばざるが如し」のたとえ通り、水も、摂りすぎて排泄できないと、「水太り」の肥満を作るどころか、種々の症状や病気を惹起《じゃっき》してくる。

「植木に水をかけなければ枯れる」が「水をかけすぎると根が腐る」ことを想起していただければ、水は多ければ多いほど良い、と言うものでもない。

我々の体の外の大気中の水分（湿気）が多い状態を、不快指数という言葉で表わすくらいなので、体内に水分が多い状態（漢方でいう水滞＝水毒）が、体に良い筈はないのである。

次頁の図を見ていただきたい。

冷房が入ると頭痛や腰痛がする人がいる（冷→痛）し、雨が降ると、関節痛が起こることもある（水→痛）。雨にぬれると、冷える（水→冷）は、誰しも経験のあることだ。

どんなに屈強な若者も冬山で遭難すると、外傷を負わなくても凍死することがあるし、昔、業務用の冷凍冷蔵庫に入って、カギの故障か何かで出られなくなって死んだという人のニュースも、何回か聞いたことがある。

◇冷えは万病のモト

人間は、冷やされると死ぬこともあるのだ。「健康」と「死」の間に病気が存在することを考えると、「病気」も「冷え」から起こりやすいことは、容易に想像できる。「万病のモト」と言われる風邪は、英語ではcold、つまり「冷え」という。つまり、

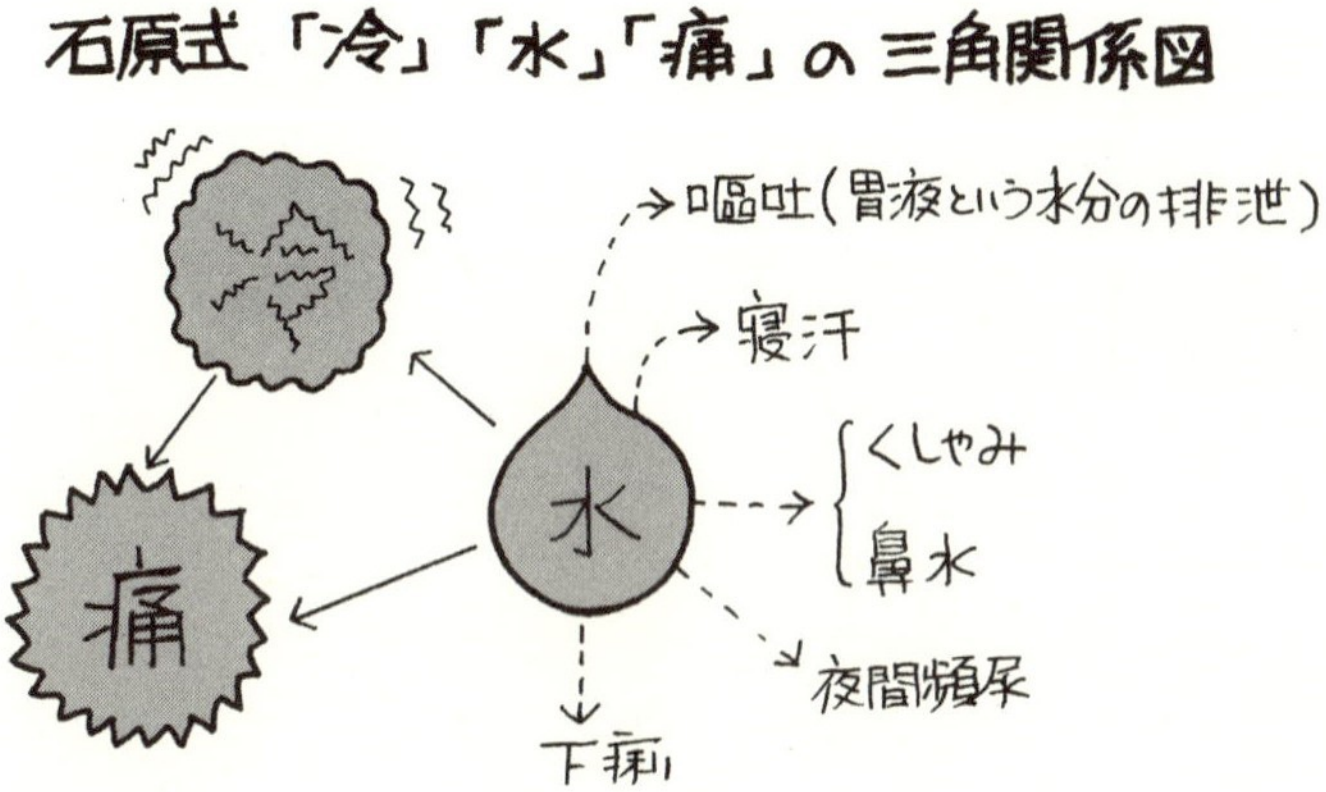

水は冷えや痛みと仲がよい

「冷えは万病のモト」と換言できよう。よって、気温の下がる冬は、風邪、肺炎、高血圧・脳卒中・心筋梗塞（冷えのために、血管が収縮して起こる）などの他、諸々の病気の罹患《りかん》率や死亡率が上昇するのである。

その「冷え」をもたらす、1つの原因が水。雨にぬれると冷えるし、冷却水という言葉もある。37・0℃の室温の中ではとても暑くて、やっていられないが、37・0℃の風呂の温度は、ぬるくて入浴した気にならないものだ。ことほど左様に、「水分」は冷やす作用がある。

冷えると、36・5℃の平常体温で営まれている何千、何万という、生きるための化学反応が十分に出来ないので、冷えた場合、冷えの一因である水分を体外に捨てて、体を温めようとする。
寝冷えすると起こる下痢（水様便）。冷えて風邪引くと出てくるくしゃみ、鼻水。偏頭痛もちの人が、ひどくなるとくり返す嘔吐（胃液という水分の排泄）。大病した時の寝汗（水を体外に捨て、体を温め、病気と戦おうとする反応）。年寄りの夜間頻尿（体温・気温ともに低くなる夜間に、水分を排泄し、体を温め、病気を防ぐ反応）……等々、すべて水を捨てて、体を温めようとする反応である。

「リウマチ」の患者さんに、初診の時、「あなたは、お茶や果物が好きでしょう」と尋ねると、「エッ、どうしてわかるのですか」とびっくりされることが多い。お茶にはカテキンをはじめ種々の健康成分が含まれているし、果物も、ビタミンやミネラルが豊富に含まれている。

しかし、お茶の99・6％は水分だし、果物も、「水菓子」といわれるくらいで、80％以上の水分が含まれている。

いくら良い成分が含まれていても、あまり動かない人が、お茶や果物ばかり摂っていると、リウマチをはじめ、神経痛、関節痛など、痛みの病気にかかりやすくなるのである。

それゆえ、水そのものが、「水太り」「むくみ」の原因になる他、痛みや嘔吐、寝汗、鼻水・くしゃみ、頻尿、下痢の原因にもなりうるのである。

それに、高脂血症や高血糖（糖尿病）の一因にもなる。

肉も卵も牛乳もあまり摂らず、和食好きの人が、血液検査で、高脂血症（コレステロールや中性脂肪の増加）を指摘され、「肉や卵や牛乳、バターは控えるように」とお医者さんに指導された、といぶかっていることがある。

また、そんなに、ご飯やパンや甘い物は食べないのに、高血糖（糖尿病）と診断され、「甘い物を極力食べないように」と注意された人もいる。

こういう人は、冷え性（36・5℃以下の体温）か、水分（お茶、水、コーヒー、清涼飲料水 etc）の摂りすぎの人である。

石油ストーブに火をつけて、燃やすと石油が無くなるが、途中、水をかけたり、石油ストーブそのものを冷凍庫に入れると、「火」が消える。すると石油が残る。コレステロールや中性脂肪は言わば「油」であり、糖分もカロリー源である。

動物性食品をあまり摂らず、糖分の摂取も多くない人が、高脂血症や高血糖になるのは、冷えや水分過剰（水滞＝水毒）が存在するからである。

つまり、水太りの肥満の人は、「水」そのもので、水太りになる他、体内の脂肪の燃焼代謝も低下させ、脂肪太りの原因も作り、増々、肥満に拍車をかけることになる。

よって、「生姜紅茶ダイエット」をしてもらったり、「朝＝にんじん・りんごジュース、昼＝そば、夜＝和食を中心に何でも可」という石原式超簡単ダイエットを実践されて、見る見るやせてくる人は、まず、尿の出が驚くほどよくなるのが常である。

◇女性特有の冷え・のぼせも「水」から？

女の人は、下半身は冷えるのに、上半身、特に顔はのぼせる、という人が多い。

下半身の冷えの主因は、「水」である。

下半身が、「水」のために冷えると、そこに存在していた「熱」や「気」や「血」が上半身に向かって上昇してくる。

よって、下から上につき上げてくる症状＝昇症のオンパレードになる。

つまり、心臓がつき上げられて、ドキドキする、肺もつき上げられて、つまったような息苦しさを感じる、肩から背中につき上がってきた血液がうっ滞して、肩がこる、顔が赤くなったり、吹き出物が出る。

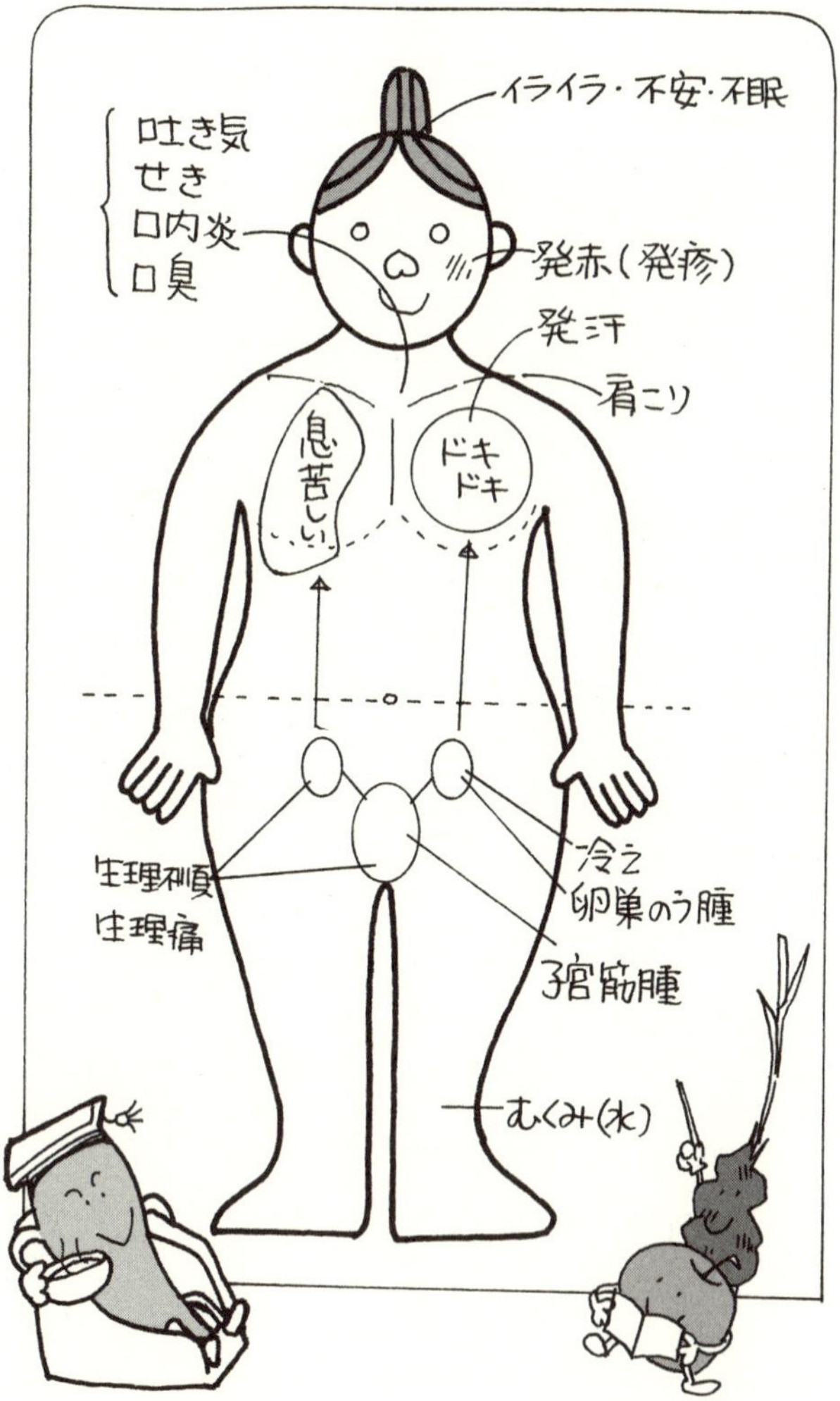

下半身が冷えると上半身はのぼせる

頭まで血や気や熱が上がると、それ以上は上がっていけないので、イライラ、不安、不眠、焦燥感が出現する、胃や肺の病気はないのに、吐き気や咳が出たり、口内炎や口臭が出現する……という具合である。

女の人のお腹を触診する時、ほとんどの人が、例外なく、お臍《へそ》に横に線でも引いてあるかのように、その上下で体温がうんとちがう。臍《へそ》より上は温かく、臍より下は冷たいのである。ほんの数㎜も違わないのに、明らかな温度差がある。

冷凍庫に食物を入れると硬くなるし、水を冷やすと氷になる。寒い所では、手足がかじかむように、宇宙のすべての物体は、冷えると硬くなるため、下腹部の冷える女性は、子宮筋腫や子宮ガン、卵巣のう腫や卵巣ガンという硬くなる病気にかかりやすくなるのである。

冷えた所は、血液の循環が悪い。血液は栄養、酸素、水、白血球、免疫物質を運んで全身を巡っているのであるから、冷えた場所には病気が発生しやすいともいえる。

また、その臓器特有の機能も十分にできないために、生理不順や生理痛、卵巣機能不全や不妊症などの病気にもなりやすいのである。

Dr.イシハラのワンポイントコラム❸

あなたはどっち？　りんご型肥満VS洋なし型肥満

上半身、とくに腹部に脂肪が多く、いわゆる太鼓腹型の肥満は「りんご型肥満」といわれ、内臓に脂肪がたまり、脂肪肝、動脈硬化、心筋梗塞、ガン、糖尿病など、生活習慣病にかかりやすい。下腹部から尻、太ももに脂肪が多い下半身デブ型の肥満は「洋なし型肥満」といわれ、いわゆる水太りの肥満。

りんご型肥満と洋なし型肥満は、ウエストとヒップの値より計算して、推測できる。

$$\frac{\text{ウェストの値}}{\text{ヒップの値}}=1.0$$

1・0以上（女性は0・8以上）……りんご型
1・0未満（女性は0・8未満）……洋なし型

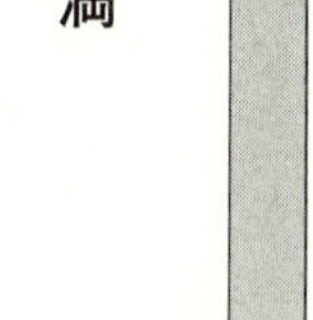

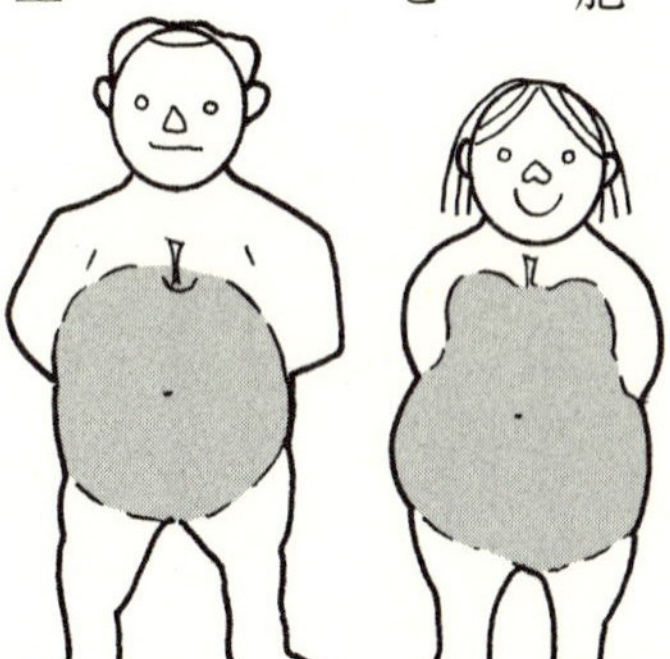

りんご型肥満 VS 洋なし型肥満

気の流れが滞ると血が滞り、肥満になりやすい

太ると、怠惰、無気力、感情鈍麻など、知的・情的な精神作用が低下してくる。そして、常に、どんよりとした雨雲のように、心身ともに、よどんだ感じになってくる。

こうした状態こそ、漢方で言う、「気の流れが悪い状態」である。

「気」のつく言葉は多い。「空気」「電気」「元気」「やる気」「気をもむ」「気に病む」「気にかかる」「どうする気」等々、数え上げればキリがない。

「気」とは「実体がなく、見ることもできないが、働きはあるもの」と定義されている。

漢方医学では、「気」は生まれながらにして親から受け継いだ「先天の気」と、生後、自分自身の生命活動の中から作り出した「後天の気」から成り立つとする。「後天の気」には、肺の呼吸により体内に取り入れて作り出された「天の気」と、飲食物として口から胃腸に入り、消化吸収されて作り出された「地の気」がある。

この「天の気」と「地の気」、それに「先天の気」が合わさったものが「元気」と

言われ、人体のすべての生命活動に関与するエネルギー源とされている。つまり、

（1）血液や水分、酸素などすべての栄養物質を全身の器官・組織に運搬する力の源

（2）汗や尿を排泄させる力の源

（3）空気や食べものから、体に必要なものを取り出し、体内で利用できるようにする力の源

（4）体熱を作り、それを維持し、病気の侵入を阻止する力の源

が、気である。

つまり、「気」が、体内の「血」や「水」を動かす力になっており、生命に対する生殺与奪の権利をもっている、と言えるわけだ。

「気」の流れの滞り（気滞＝気うつ）は、「血の滞り」＝瘀血《おけつ》や、「水の滞り」＝水毒・水滞」を起こすし、逆に、瘀血《おけつ》や水滞が、気の滞りを起こすこともあるのだ。

「気の滞り」の症状としては「何となくスッキリしない、体が重い」「体のあちこち

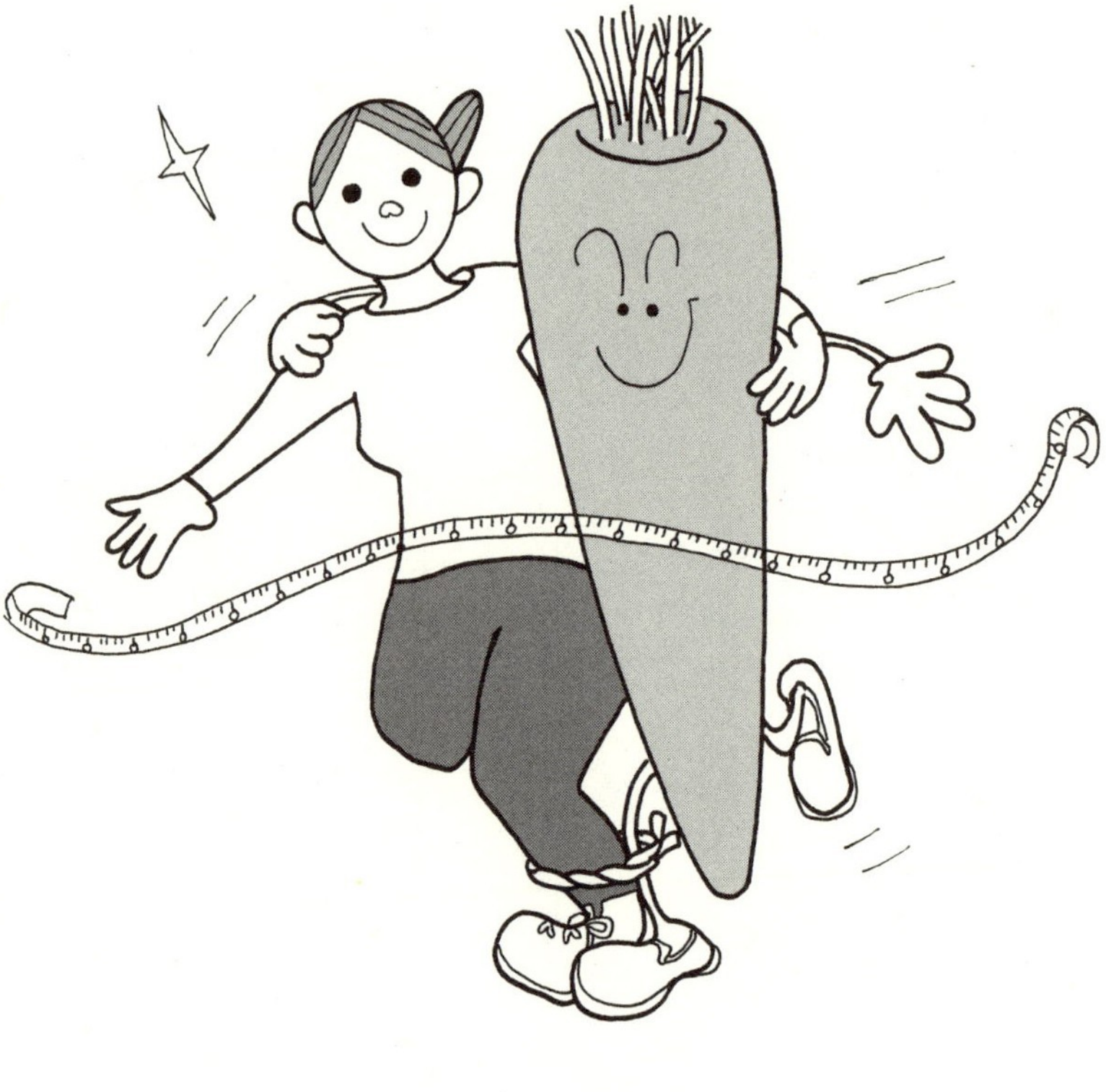

にんじんは健康の友。気は生命活動のエネルギー源。

が張ったように痛む」「胃が重い」「胃が張る」「腹部膨満感」「胸がつかえる」などがある。

「気の滞り」が長引くと、気の量の不足や気の働きの低下を招き、動悸、息切れ、めまい、冷え、冷や汗、風邪にかかりやすいなどの症状が出現することもある。

「太る」と「気の滞り」が起きてくるし、逆に、「気の滞り」=「うつ」があると、血の流れの滞り=瘀血や水滞が起こり、肥満にもなりやすくなる。

肥満は人間の敵 4

血・水・気の流れが悪いと新陳代謝が悪くなる

基礎代謝は女性より男性の方が高い

「血・水・気の流れが悪い」ということは、科学的には、「エネルギー代謝＝新陳代謝が悪い」という表現に近い。（全く同じではないが）

体内の物質は、基礎代謝、生活活動代謝、食事誘発性熱代謝として、エネルギーに変えられ、消費される。

基礎代謝とは、安静時代謝ともいわれ、呼吸や血液循環など、生きていくために最低限必要なエネルギー量のことを言う。つまり、目を開けて、横になって何もしない状態で、必要なエネルギー量のことだ。

性別、体型、年齢、毎日の労働や運動の量によって違うが、筋肉の量が多い人ほど基礎代謝が高くなる。

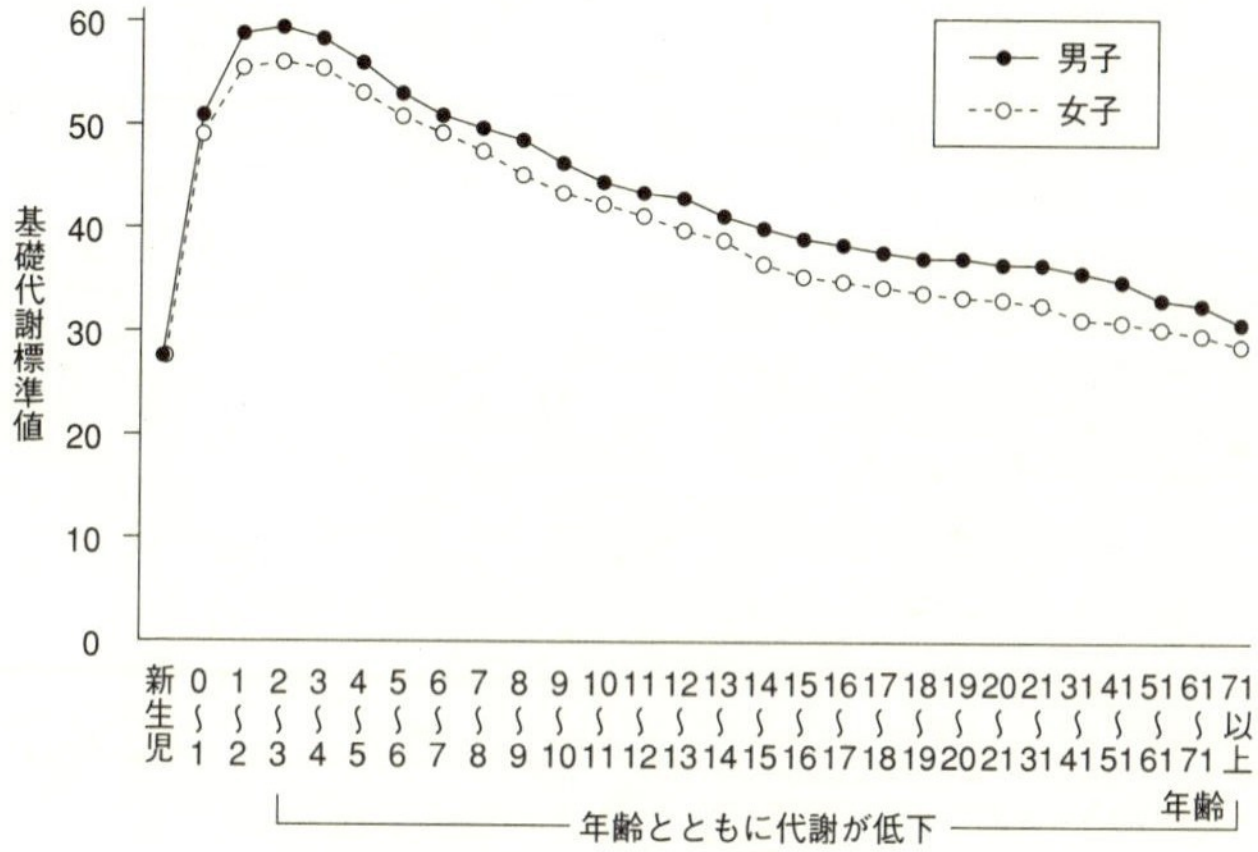

同じものを食べても太りやすくなる

新陳代謝は年齢と共に悪くなる

（「基礎環境衛生学」よりグラフ化）

上の表で分かるように、男性の方が女性より高い傾向があり、また、年齢と共に、基礎代謝は低下していく。このことが、女性が男性より肥満傾向になること、年をとってくると、以前と同じ量の食事をして、同じように体を動かしていても肥満してくる理由である。

よって、基礎代謝が高ければ高いほど、つまり、何もしない状態でのエネルギーの消費量が高いほど、同じ物を食べてもやせやすく、太りにくいということになる。

生活活動代謝は、普段の生活での労働や運動などの活動で使われるエネルギーのことである。

食事誘発性熱代謝とは、食物誘発性体熱産生（ＤＩＴ）とも言われる。何か食べはじめると、数分もしないうちに体が温まってくる筈。これは食べた物がすぐ熱エネルギーになるのではなく、食物が、舌の味覚細胞や、鼻の嗅覚細胞を刺激することにより、交感神経が興奮し、副腎髄質よりアドレナリンが分泌されて、心拍数が増加し、代謝が上がって、体温が上昇してくるためである。

つまり、新陳代謝をよくするには、科学的には、

（１）基礎代謝を上げる

（２）日頃労働や運動をしっかりして、カロリーを消費する

（３）ＤＩＴをあげる（食物誘発性体熱産生）

の３つが、必要になる。

（１）の基礎代謝を上げるには後述するように、ウォーキング、スクワット、カーフレイズをはじめ、種々のスポーツで、日頃、筋肉を鍛えることが肝要である。

（２）は、説明の必要はないが、（３）については、食物により、ＤＩＴの高いものとそうでないものが存在するので、ＤＩＴの高いものをしっかり食べる必要が出てく

る。

刺激の強い野菜、高タンパク食品、アルコールはDITが高い

栄養学的に同じ含有カロリーの食物でも、熱い（または、火を通した）食物、ねぎ・玉ねぎ・にらなど刺激の強い野菜、卵のような高タンパク食品、アルコール（特に、日本酒、紹興酒《しょうこうしゅ》、ブランデーなど）は、DITが高いので、肥満防止や、その解消には、非常に効果的な食物である。

DITの高い食物といえば、塩や醤油を忘れてはなるまい。

両方とも、現代栄養学的に言うと、1kg食べても、1トン食べても、カロリーは「0」の食物だ。

しかし、塩や醤油を食べると、体が温かくなってくる。よって、塩や醤油は、体内の脂肪をはじめ、種々の余剰物が燃えるのを助ける痩身効果抜群の食物ということになる。

DITの高い食物で、もう1つ忘れてはならないのが、香辛料だ。

TBSテレビの「素敵なあなた」というコーナーに出演して、「冷え性」について

解説したときのこと。同番組では、あらかじめ、3人の若い女性を被検者にして、朝食、昼食、夕食に、生姜、にんにく、唐辛子をふんだんに使った料理を食べさせ、実験前後の体の各部の温度や、血流を計ってくれていた。

3人の被検者全員の、1日後の体のあちこちの体温や血流を調べてみると、こうした料理を食べる前よりも、うんと体温の上昇と血流の増加が見られた。

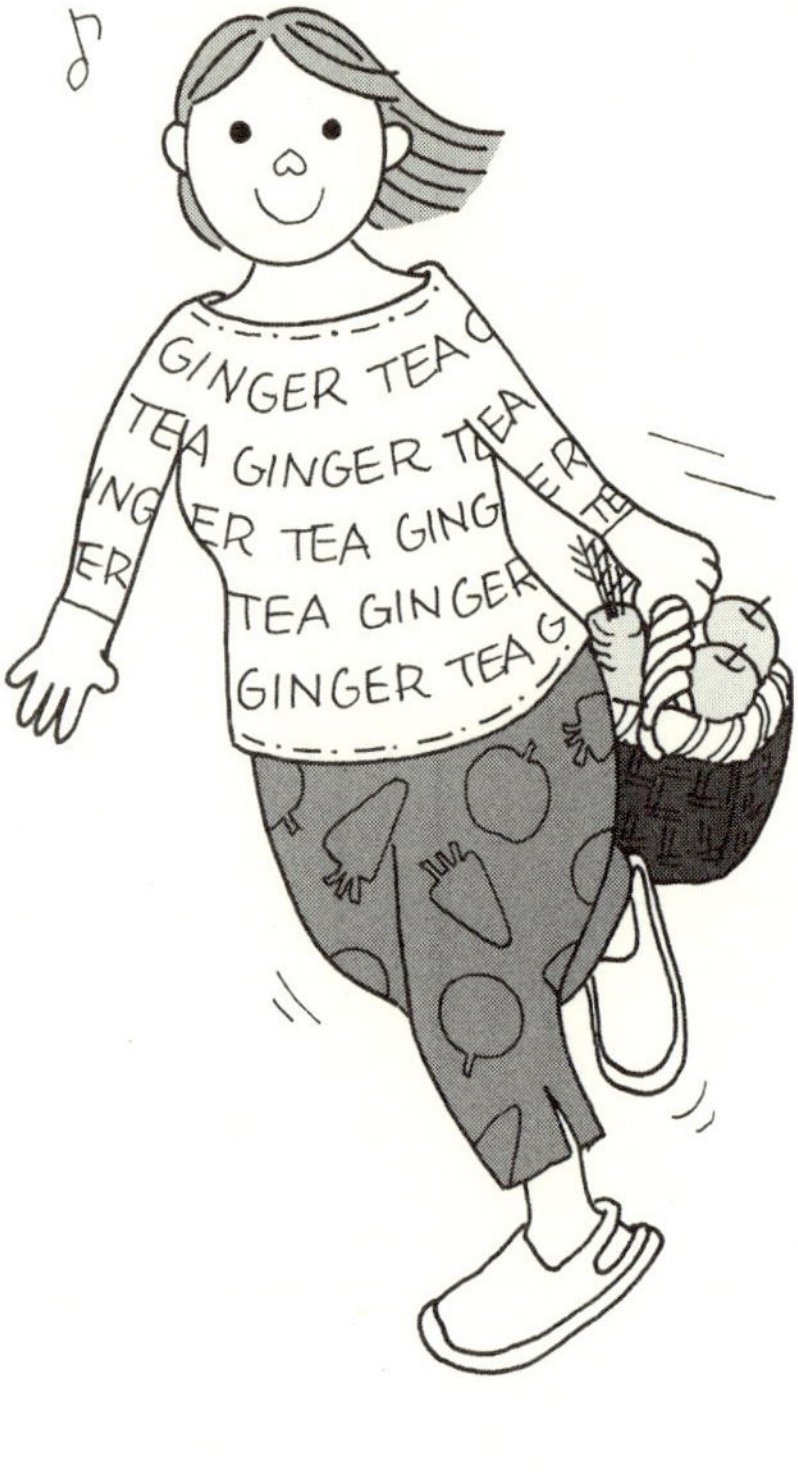

ちなみに、体温上昇の多い順は、にんにく、生姜、唐辛子であった。

ある実験で、2つのグループの1つには、ふつうの朝食を、もう1つのグループには、同じ食事にマスタードソース3gを加えて食べさせたところ、香辛料（マスタード）添加群は、代謝が約30%上昇した、というのがある。

これは、約400キロカロリーの消費につながり、脂肪40gの燃焼を促したことになる。

かくの如く、チリソースの成分である唐辛子（主成分は、カプサイシン）には、脂質を代謝し、肥満を予防、解消する働きがある。

どの香辛料にも、脂肪を燃焼する成分が含まれているので、こしょう、さんしょウ、ブラックペッパー、わさびなどを日頃大いに利用するとよい。

サラダは、生野菜なので、DITの低い食物だから、体を冷やし、脂肪の代謝を悪くして、肥満を助長する。たとえ、サラダそのものに含まれるカロリーは少なくてだ。

よって、サラダを食べる時は、玉ねぎのスライスを加え、醤油ドレッシングか、塩をふりかけてDITを高める必要がある。

Dr.イシハラのワンポイントコラム❹

基礎代謝・生活活動代謝・食事誘発性熱代謝とは

日本人が1日に消費するエネルギーのうち、60～70％が基礎代謝に使われ、20～30％が生活活動代謝に、そして、残りの約10％が食事誘発性熱代謝に使われる。

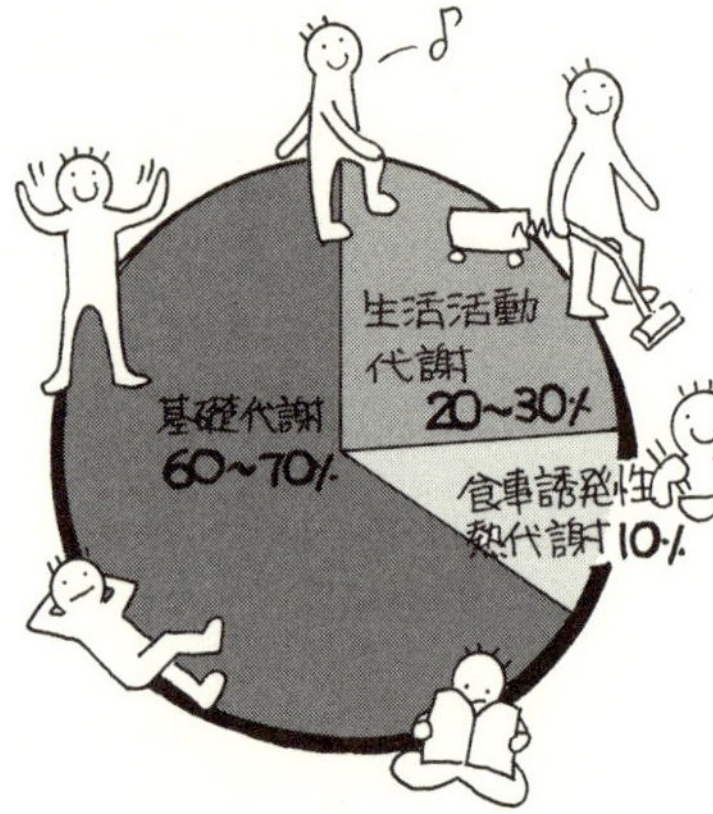

私たちが必要なエネルギーのうち60～70％は基礎代謝に使われる。基礎代謝を上げることが肥満解消に大切。

よって、基礎代謝を上げておくことが、肥満解消にいかに大切かがよくわかる。基礎代謝は体温が1℃上がると約12％上昇するので、肥満解消には体温を36・5℃以上に保つことが一番大切である。

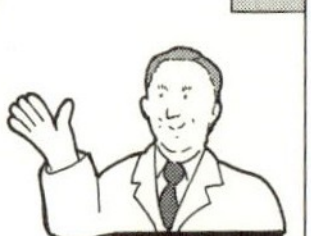

逆に36・5℃以下の低体温の人は、いくら少食にしても太りやすい、ということになる。

そして、この基礎代謝を上昇させる（体温を上昇させる）ために一番大切なことは、筋肉を鍛えて、筋肉の量を増やすことである。

3

やせるためには血・水・気の流れをよくする健康生活リズム！

健康生活リズム 1

血・水・気の流れをよくする方法

サラサラ血液になるものを食べ、よく噛み、快便に

◇血の流れをよくするには、腸の流れをよくすることが重要

血液の中の栄養成分は、胃腸を通して血液の中に入ってくるので、血液中の栄養成分の過不足や老廃物の過剰、つまり、血液の汚れは、食物の質や量、それに、腸の流れの有無によって決まる。

A 快便生活へのステップ

「快食・快眠・快便」こそ、健康の基とされるが、快便がないと、快食も快眠も得られない。

「呼吸」や「出入口」という言葉からもわかるように、宇宙の原則は出す方が先だからである。

便秘すると、まず、お腹を中心に、体全体がスッキリしない（気の流れの悪さ）し、むくんだり、尿の出が悪くなったり（水の流れの悪さ）し、肌が荒れたり、吹き出物が出たり、目の下にクマが出現したり（血の流れの悪さ）する。そして、何となく体が重くなり、実際に体重が増加したりもする。

胃腸は、植物で言えば「根」にあたる所なので、生命に必要な養分を吸い上げるところであるため、ここで、滞り（便秘）が生ずると、体全体の流れが悪くなるのである。

よって、血・水・気の流れを良くし、肥満や種々の病気を防いだり、治したりするには、まず便通をよくする必要がある。

スッキリ、十分な量の便を排泄すれば、快食・快眠が得られ、健康が増進する。逆に、便秘し、「腸の流れ」が滞ると、血・水・気の流れが滞り、肥満や病気のモトになる。

正に、「便は健康の便り」なのである。

ステップ❶よく噛み、腹八分に

昔、アメリカにフレッチャーという大富豪がいた。美食・飽食の健啖家で、体重も１００kgを越え、血色もよくて、元気そうに見えるのだが、便秘や下痢、腹部膨満感、肩こり、頭重、腰痛や関節痛、糖尿病、痛風、心臓病など、病気の問屋よろしく、種々の病気や症状に悩んでいた。

金に飽かして、米国中の名医にかかって、薬を服用するがよくならない。ヨーロッパの名医という名医を訪ねても同じこと。半ば、焼けクソになっていた時、ある人から、「よく噛んで食べると、病気が治る」ことを聞き、だまされたつもりで、一口に50回以上、噛んで食べることにした。すると、肉、卵、牛乳、バターなど脂こい食物が嫌になって、野菜やパンやじゃがいも、果物、チキンや魚を好んで食べるようになり、食事の量もうんと減らすことができた。

便秘、下痢、腹部膨満感などの消化器症状は、よく噛んで食べるようになってから、わずか数日後にはよくなり、他の症状や病気も、体重減と共に、楽になったり、改善されたりしていった。体重が75kgになった時、すべての不快症状や病気は、消え失せたという。

このように、よく噛んで食べる健康法を、フレッチャリズム（フレッチャー主義）といい、今でも欧米では、根強い人気がある。

30回以上噛むことがダイエットの基本

なぜ、よく噛むと、少食ですむのだろうか？　概して、太っている人は、早喰いである。そもそも、満腹や空腹を感じるのは、脳に存在する満腹中枢と空腹中枢の働きである。何かを食べて血糖が上昇してくれば、満腹中枢を刺激して、食べるのを止めるし、逆に、数時間、物を食べずにいて血糖が低下してくると、空腹中枢を刺激して、空腹感が出てくる。

よく噛んで、時間をかけて食べると、食べている間に、小腸から糖分が吸収されて、血糖を上昇させて満腹感が生じるので、たくさん食べなくてもすむ。逆に、早喰いの人は、短時間の間に、胃袋にたくさんの食物が放り込まれても、急には血糖が上昇してこないので、満腹を感ぜず、更に、たくさんの物を食べようとするわけである。

そのため、よく噛んで（一口30回以上）食べることが、ダイエットの基本となる。

人体の生理上の鉄則として、「吸収は排泄を阻害する」というのがある。あまり食べすぎると、体のエネルギーが、消化・吸収の方に廻され、排泄（大・小便など）の方にまわるエネルギーが少なくなるので、かえって便秘したり、むくんだりして、肥満につながっていく。

「逆は真」で、「吸収させないと、排泄が促進される」のである。つまり、少食・腹八分にすると、かえって大・小便の出がよくなる。そして、血の流れ、水の流れ、気の流れがよくなり、心身ともに爽快になり、体重も減ってくるわけだ。

「吸収させない」極めつけの状態が、断食である。後述するが、断食すると、吐く息が臭くなる、舌苔が生じる、目やにが出てくる、尿が濃くなる、痰がドロドロと出てくる、黒い便が出てくる……という風に、排泄現象のオンパレードになる。

そして、いかに、我々文明人は、体内に老廃物をため込んでいるか悟るものである。

ことほど左様に、よく噛んで食べることは、自然と少食につながり、更に、排泄を増して体重減少に、甚大な力を発揮してくれるのである。

ステップ❷食物繊維をたっぷりと摂る

18世紀に、英国で産業革命が起こり、都市に人口が集中するようになると、都会人は、穀物を精白して食べるようになり、動物性食品の摂取も格段に増加した。精白食や動物食は、食物繊維の不足した食物である。食物繊維不足は、肥満、大腸ガン・脱腸・憩室炎・虫垂炎・クローン氏病・潰瘍性大腸炎・十二指腸潰瘍などの胃腸疾患、痔核、血栓性静脈炎、胆石、胆のう炎、虫歯などあらゆる現代文明病にかかりやすくする。

なぜなら、野菜、海藻、豆類に存分に含まれている食物繊維は、

（1）腸内のコレステロール、中性脂肪、糖分の血液への吸収を阻害して、大便へ捨て、高脂血症、高血糖症を予防する。
（2）残留農薬、化学調味料、ダイオキシンなどの有害物質を吸着し、大便へ捨てる。
（3）発ガン物質を吸着して排泄する。
（4）腸内のビフィズス菌や乳酸菌の発育を助け、種々のビタミンや免疫物質を作り

出す。

などの作用をするからだ。

つまり、排泄を促し、「快便」により、「血の流れ」「水の流れ」「気の流れ」をよくしてくれるわけだ。

ステップ❸その他とっておき快便法

（ⅰ）すりおろしりんごを毎日1～2個食べる。

（ⅱ）プルーンは緩下《かんげ》作用に優れ、腸を温めながら便を出してくれるので、乾燥プルーンを毎日食べる。

（ⅲ）ぶどうは利尿作用の他に、緩下作用にも優れているので、ぶどうの季節にはしっかり食べる。

（ⅳ）アロエもハチミツも、緩下作用が強力なので、親指大のアロエをすりおろして、ハチミツを適量入れて食べる。

など、できることを1つでも2つでもやるとよい。

B日本人本来の「食性」も大切

野生の動物には、よほどの環境の悪化（食物が見つからないなど）がない限り、やせも肥満もない。皆、ほとんど同じ体格である。

しかも、基本的に野生の動物には疾病はない。

人間の世界は、太った人、やせた人、種々の病気もちの人、極めて壮健な人……と種々雑多である。

運動量やストレスの多寡《たか》などの諸々の要因にも左右されるのだろうが、何と言っても、日々、口にしている食物で生きているわけだから、人間にとって一番ふさわしい、「食物の質」を摂ることこそが、病気や肥満ややせなど、非健康状態と縁を切るのに、最も基本的なことと考えられる。

動物の食性は歯で規定されている。６０００kgの体重をもつ象も、あれだけ長身のキリンも、我々に肉と牛乳を提供してくれる牛も、草しか食べない。彼らは皆、平べったい草食用の歯しか持っていないからである。たまたま、羊の肉や骨の乾燥粉末を食べさせられた牛が狂牛病にかかり、脳が溶けてしまった。「食い違い」とは、かくも恐ろしいものなのである。

逆に、トラやライオンやチータに、「血液をアルカリ性にするために」と、草や野菜を食べさせようとしても絶対に食べない。彼らは、肉食用の尖った歯しか持っていないからだ。このように草食動物も肉食動物も、自分の歯の形に合った食生活をして、肥満も病気もなく、元気に暮らしている。

人間の歯は32本。うち20本（20/32＝62・5％）が臼歯で穀物を食べる歯、8本（8/32＝25％）が門歯で野菜や果物を食べる歯、4本（4/32＝12・5％）が犬歯で、肉や魚を食べる歯ということからしても、動物性食品は、人間の食べものの1割強でよいということになる。

300万年前にアフリカ大陸で発祥した人類の一部が、ユーラシア大陸にわたり、そのうち北上していった人々が、ヨーロッパ人になった。

ヨーロッパは寒い。我々の日本人の感覚からすると一年のうち半分以上は冬である。農作物や果物も乏しいので、勢い、肉食をせざるを得なかった。狩猟をして、肉を食べる。そのうち、動物を飼って、牧畜を始める。そして、牛乳を飲むようになる。肉や卵や乳製品は、タンパクと脂肪が豊富に含まれ、柔らかくて、胃腸にも負担をかけないので、どんどん吸収され、肥満になる。

太るということは、ヨーロッパ人にとっては、いい面もある。厚い皮下脂肪層が、外気の寒さを遮断してくれるからだ。ある程度以上の肥満になると心筋梗塞をはじめ、ガン、糖尿病、痛風などあらゆる生活習慣病の罹患率や、致死率が上昇するものであるが、ロシアの寒い地域では、やせた人よりある程度太った人の方が、こうした病気の罹患率が低いという調査報告がある。つまり、欧米食は、欧米人には適した面があるわけだ。

しかし、我々日本人は、四季があり、土壌が肥沃で、高温多湿、四面を海に囲まれた「うまし大和の国」に住んでいるのだから、肉・卵・牛乳・バターなどの動物性食品、乾燥地でも育つ小麦よりつくったパンを中心とする、欧米食はふさわしくないわけだ。

1960年以降、日本の経済成長と共に、肉・卵・牛乳の摂取が、従来の数倍~10数倍に増え、米やいも類の摂取が減ってきた。それと共に、日本型の病気であった、胃ガン、子宮頸ガンは、肺ガン、大腸ガン、乳ガン、卵巣ガン、前立腺ガン、すい臓ガンに、脳出血は脳梗塞にと欧米型の病気に変化した。心筋梗塞の著しい増加も同じである。そして、肥満も並行して増えてきた。「食い違い」が種々の生活習慣病と肥満を増やす、ということを雄弁に物語っているわけだ。

適正体重を持ち、病気を減らすには、ご飯、みそ汁、納豆（豆腐）などの豆製品、野菜、海藻、魚、魚介類を中心とした和食を食べることが最も肝要である。なぜなら、人間のとくに日本人本来の食性だからだ。本来の食事をすると、肥満も病気も少なくなる。「汝、食い改めよ」

C 魚・魚介類をしっかり食べる

肉・牛乳・バターなどの脂肪は、常温で固体の飽和脂肪酸なので、食べて血液中に吸収されても、血栓を作りやすくなる。つまり、血の流れを悪くする。

魚や魚介類に含まれるＤＨＡやＥＰＡなどの不飽和脂肪酸は、常温で液体であるし、食べて血液中に吸収されると、

①血管を拡張する
②血小板の凝集を抑制する（抗血栓作用）
③善玉コレステロール（ＨＤＬ）を増やして、高脂血症を改善する

など、血液の流れをよくしてくれる。こうしたDHA、EPAは、鰯《いわし》、鯖《さば》、鰺《あじ》、サンマなど、大衆魚に多く含まれているのでありがたい。

また、エビ、カニ、イカ、タコ、貝、カキなど魚介類には、タウリンという含硫アミノ酸が含まれており、

①血液中のコレステロールを低下させる

②強心作用

③血栓を溶かす

④血管を拡張する

などの作用により、血液の流れをよくしてくれる。

D 血液をサラサラにする食物

①発酵食品……味噌、醤油、納豆、チーズに含まれるピラシン、納豆に含まれる納豆キナーゼ

②アリウム層（にら、にんにく、ねぎ、玉ねぎ）の野菜に含まれるアリルメチルトリスルフィド

③シソ科の植物……シソ、ハッカ
④セリ科の植物……セロリ、パセリ、セリ、にんじん
⑤メロン、パパイア、スイカ
⑥緑茶や紅茶のカテキン
⑦適当な酒量（日本酒2合、ウイスキー2杯、ビール2本 etc）

は、抗血小板凝集（抗血栓）作用を有する成分を含んでいたり、体内での産生を促して血液の流れをよくしてくれる。

その他、運動や入浴なども、もちろん、血液の流れをよくしてくれるが、これについては後述する。

Dr.イシハラのワンポイントコラム❺

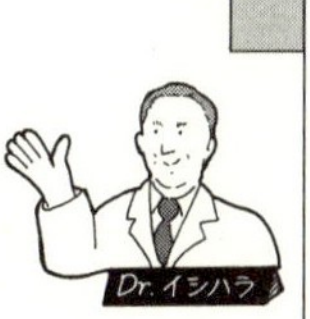

ストレスでムチャ食いしてしまう原因は？

急に太った人に、その原因を尋ねると、「ストレスがかかったので、つい、過食や間食をしてしまった」と答えることがよくある。

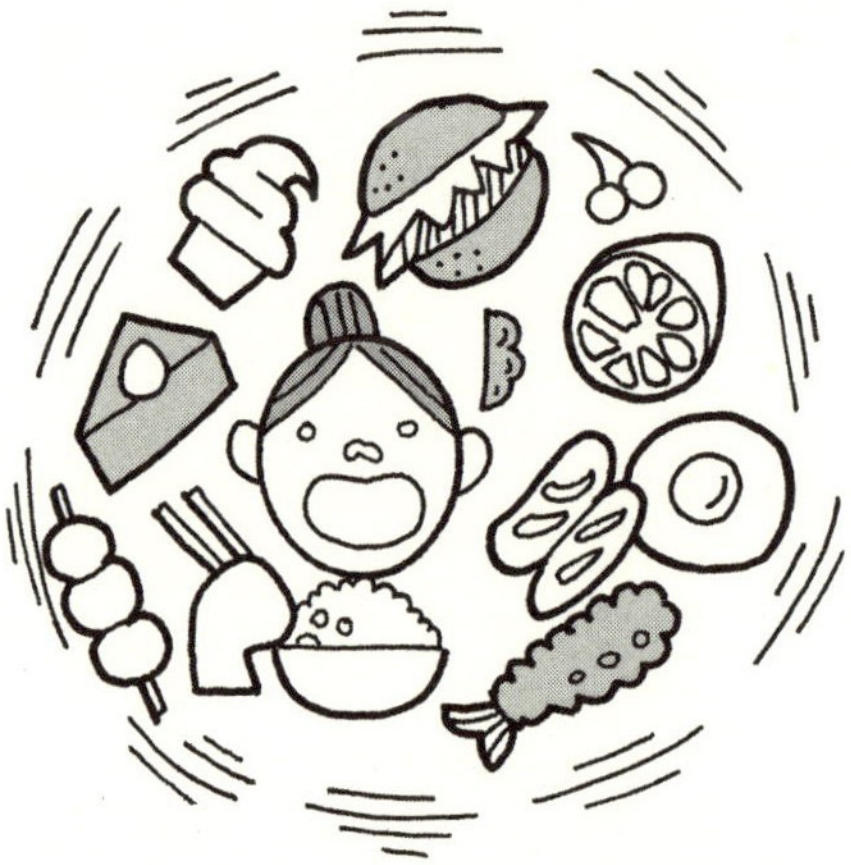

ストレスによるムチャ食いは肥満のモト

自律神経の働き

	交感神経	副交感神経
心臓	促進	抑制
脈拍	増加	減少
血圧	上昇	下降
気管支	弛緩	収縮
胃	運動抑制	運動促進
小腸	運動抑制	運動促進
子宮	収縮	弛緩
体幹及び四肢の血管	収縮	拡張
汗腺	分泌	

ストレスがかかると、なぜ、食べ過ぎるのだろうか。

我々の体の中で、胃腸、心臓、血管、肺、汗腺などの器官は、自律神経という、我々の意思には従わない神経によって調節されている。自律神経は、緊張の神経ともいわれる交感神経と、リラックスの神経といわれる副交感神経から成り、この両神経がちょうど馬の手綱のごとく、お互いに拮抗《きっこう》し合って、前記の器官を調節している。

昼は交感神経がよく働くし、夜は副交感神経の作用が強い。よって、表より、昼間や興奮・緊張した時には、交感神経が優位になり、脈拍も血圧も上昇する。夕方から夜にかけては、副交感神経の作用が強くなるので、胃腸の働きがよくなり、食欲が増進する。

要するに、昼間は交感神経が働き、活動しやすいような生理状態になっているし、逆に夜は副交感神経が働き、リラックスして食欲を増し、体を休め、次の日の活力を蓄えるようにできているのである。

ストレスがかかった状態は、交感神経の緊張が亢進した状態であり、長く続くと、血圧の上昇、心臓への負担（心不全）、免疫力の低下を招いて、後々の病気の原因や誘因になる。

従って、ストレスがかかった時の過食は、胃腸の働きを刺激し、ということは、副交感神経の働きを刺激して、交感神経の緊張を柔らげ、病気を防ごうとするメカニズムであると考えられる。

つまり、ストレスがかかった時のムチャ食いを防ぐには、副交感神経の働きを刺激してリラックスできるような状態を作ればよい、ということになる。

趣味に打ち込む、好きなこと（カラオケ、マージャン、パチンコ、音楽鑑賞……）をやる、宗教書を読んだり、お祈りをする、瞑想をする、ゆっくり歩く、サウナや温泉に入るなど、気分をリラックスさせて、交感神経の緊張をといてやれば、過食をしなくて済むのである。

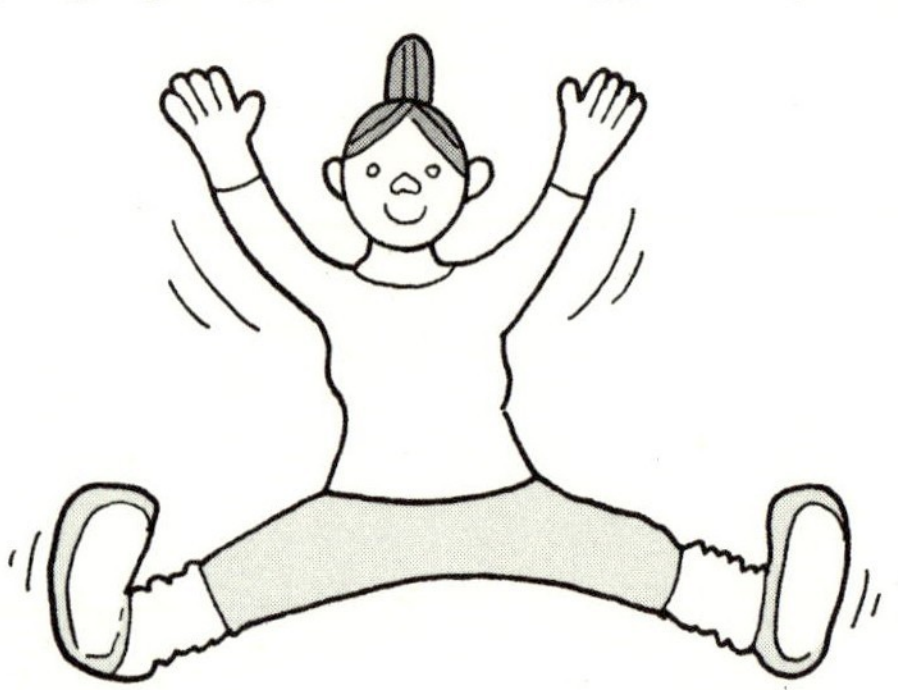
気分をリラックスさせてストレスを追い出そう

水の流れをよくする紅茶・豆類

西洋医学的には「水」は、最も大切なもので、特に、脳梗塞・心筋梗塞などの血栓症が激増している昨今の日本では、「血液をサラサラにするために」ということで、水分をやたら摂るようにすすめている。しかし、別項で述べたように、漢方では「水」は「両刃の剣」的要素がある。冷え・痛み・むくみ・肥満の元凶になるからだ。体重の60％以上が水なので、肥満の予防・改善には、まず、水を排泄する必要がある。

◇利尿作用のある飲食物

Ａお茶

お茶に含まれるカフェインには利尿作用があるし、脂肪分解作用もある。また、抗酸化作用があるとして喧伝されているカテキンは、大便中への脂肪の排泄量を増やす作用もあるので、お茶は痩身効果がある、とされる。

しかし、巷には「お茶を飲んでも、水を飲んでも太る」という人がいる。それは、運動をあまりしない人や、体温の低い人が、お茶ばかり飲むと体が冷えるからだ。お茶は、もともとインド原産。南方産の食べ物は、漢方の陰陽論では、体を冷やす食べもの。体が冷えると、尿を生成する臓器である腎臓も冷えて、尿の生成が少なくなり、体内に水分がたまって水太りになるわけだ。腎臓も36・5℃以上の、人類にとっての平常体温がないと、十分に働けないからだ。

よって、お茶を好きな人で、太っている人は、お茶に梅干しを添えて飲むとか、散歩やスポーツの後、入浴の後など、体が温まった時に飲むべきである。

B 紅茶

インドを統治していたイギリス人が、緑茶のあまりのおいしさに、イギリスに持ち帰って飲んでみたのだが、「体が冷えておいしくない」ことを悟り、やがて紅茶を飲むようになった。

発酵させて暖色の赤（黒）に変化した紅茶は、陰陽論的に見ても、体を温める作用をもつようになったのである。寒いヨーロッパで緑茶が普及しなかった所似《ゆえん》でもある。

漢方でも「緑茶は体を冷やし、紅茶は温める」とされている。

体温低下（冷え）や、水滞（水分貯溜）から起きている現代人の肥満には、紅茶が一番、適切な飲み物であると思われる。

C豆類

大豆や小豆などの豆類には、利尿作用により、水太りを改善するサポニンをはじめ、肥満の予防解消に役立つ種々の物質が含まれている。

1　サポニン

①利尿作用があり、水太りを予防・改善する
②小腸からの糖の吸収を阻害し、高脂血症（余分な血糖は、中性脂肪に変わる）を改善する
③空腹中枢の働きを抑える
④肥満を促進させるインスリンの濃度を低下させる

2 レシチン

①コレステロールの排泄を促す
②脂肪肝を防ぐ
③血圧を低下させる

3 リノール酸、オレイン酸（不飽和脂肪酸）

①血液中のコレステロール低下作用
②糖分からの脂肪生成を抑制する

こうした、豆類の種々の効果を見ると、お赤飯、あんこ、大豆、納豆、豆腐、凍豆腐、味噌……等々、大豆製品を多食していた1960年以前の日本に、ほとんど肥満がなかったことが納得できる。

色白・水太りの人で、足がむくんだり、明らかに、1日の排尿回数（通常は7〜8回）が少ない人や、排尿回数は多くても、1回の尿量が少ない人は、次の「ゆで小豆」を愛飲するとよい。水太り以外でも、腎臓病や心臓病、高血圧による「むくみ」、「腹水」などにも奏効する。

ゆで小豆

〈材料〉

小豆……50g、水……600cc（1人分、1回量）

〈作り方〉

（1）よく洗った小豆を鍋に入れる

（2）水を加えて小豆が柔らかくなるまで、約30分煮たらでき上がり汁だけ飲んでも、小豆と一緒に飲んでもよい。

D きゅうり・スイカなどウリ科の植物

きゅうり、スイカなど、ウリ科の植物には、イソクエルシトリンという利尿作用のある物質が含まれている。

ただし、きゅうり、スイカは、インドから西アジアにかけての熱帯が原産地なので、体を冷やす欠点がある。

夏は、そのまま食べてもよいが、夏でも冷え性の人は、糠漬け、塩もみ、もろきゅうなど、体を温める「塩分」を加えたものを食べる方がよい。スイカにも、少し自然塩をふりかけるとよい。

なお、昔から「むくみ」の妙薬として民間療法で重宝されているのに「スイカ糖」がある。

スイカ糖

〈作り方〉

スイカの果汁を鍋に入れ、とろ火で煮つめてあめ状にする。

冷凍庫に保存すれば数ヶ月もつので、適宜とり出して、コップに入れ、お湯にといて飲むとよい。

E 腎の働きをよくする

漢方で言う腎とは、腎臓、副腎、泌尿・生殖器、生命力を合わせて、腎という。年齢と共に、腎の力が衰えてくるが、腎虚といって、老化や生命力の低下のサインである。

腎虚と下半身の力の低下は、ほぼ比例する。老化は足腰からと言われる所似でもある。

漢方の相似の理論では、人間の下半身は植物の根にあたるため、腎虚の予防、つまり、腎の力を増して、排尿をよくするには、日頃、根菜類を食べればよい、と言うことになる。

ごぼう、にんじん、れんこん、ねぎ、玉ねぎは、腎を強くし、排尿を増やしてくれる。

また、利尿を図るには、腎臓への血流をよくしてあげることも肝要であるから、腹巻きをして、腎臓のある腰の位置（背骨の臍《へそ》よりやや高い位置）を温めたり、そこに、カイロなどをあて（低温火傷に注意！　タオルや布でつつんであてる）て温めてやるとよい。

後述するが、半身浴や足湯もよい。

これは、42℃～43℃のやや熱いお湯を洗面器に入れ、両足首より下につける。湯がさめないように適宜、熱いお湯を加える。

この入浴法は、腎臓も含めた下半身の血流をよくして、排尿を促してくれる。

気分スッキリ、気の流れをよくする方法

気の流れが悪い状態になり、抑うつ状態になると、血の流れや水の流れが悪くなり、太りやすくなる。

太ると、血・水・気の流れが悪くなり、気分がスッキリしない、何となくだるい、むくむ……というような症状が出てきやすい。

つまり、太るということと血・水・気の流れとは、お互いに、「鶏と卵」の関係なのである。

「気の流れ」の悪さを表わす典型的な症状は、漢方で言う梅核気《ばいかくき》である。「梅干の種子か何かが、のどにつまった感じで、吐こうにも吐けず、飲み込もうとしても飲み込めない」という症状で、西洋医学のヒステリーである。

気の流れを良くするには、次のような方法をおすすめする。

Ａ太陽光を浴びる

戸外でのスポーツ、散歩などをして、最低1日30分は、太陽の光を浴びるようにしよう。

太陽光は、気分を高揚させてくれるセロトニン（脳内ホルモン）の分泌をよくしてくれる。

漢方の陰陽論からしても、陰の状態の抑うつには、陽の代表の太陽光が最も奏効する。

Ｂ体温を上げる

抑うつ状態は、午前中の方が午後よりひどい。これは、午前中は体温・気温とも低いからだ。

後述する陽性食品をしっかり食べ、入浴、サウナ、散歩、スポーツ、カラオケ、趣味に没頭などで、体温を上げるように努力する。

C シソの葉の積極利用

シソの葉は、「気を開く」つまり、「気の滞り」をよくする効能をもっているから、みそ汁にシソの葉を入れたり、サラダに添えたり、シソの葉の天ぷらを作ったり……と、シソの葉を日常の食物に存分に利用するとよい。

よほど、気の流れの悪い人は、シソ湯を作って飲むと更によい。

シソ湯の作り方

約10ｇのシソの葉をコップ１杯の水で煎じて半量にする。１日３回に分け、湯を加えて温服する。

健康生活リズム 2

体を温める食べものと食べ方

低体温は血・水・気の流れを悪くし、肥満の原因をつくる

◇赤、黒、橙、黄色など、暖色の食べものは体を温める

太った人が、「やせるための何かよい漢方薬はありませんか」などと、筆者の診療所に訪ねてこられる時は、必ず、黒っぽい衣服を着ておられる。少し、明るい色でも、こげ茶か落ちついた感じの赤色の服である。まず、絶対に、青や白や緑の服はまとっておられない。

青・白・緑を着ると更に太って見え、赤・黒・橙の色を着るとやせて見えることを本能でわかっておられるのだ。

「今日のお洋服は、黒ですね。黒がやせて見えるのが、本能的にわかっておられる

から、黒を着ておられるのですよ。それでは、なぜ、それを食べものにも応用しないのですか」

と言いますと、キョトンとした顔をされるのが常である。

漢方の陰陽論では、青・白・緑は、冷える色で拡がる色である。雪や緑の葉を見てもそれはよくわかる。逆に、赤・黒・橙・黄色などの暖色は、暖かくする色であり、引き締まる色だ。太陽や火は赤いし、燃えカスは黒くて、縮んでいるのを考えればすぐわかる。

西洋の食物学（栄養学）は、分析学であるから、ある食物を食べた場合、太るかやせるかは、食物のもつカロリーで決める。このカロリーの決め方というのは、その食物を燃やした場合、一定量の水の温度が何度上がるかで決められるので、仮に、牛乳100gとチーズ20gが同じカロリーだとすると、それぞれの量を別々の人が食べても、同じように太る、と考える。

しかし、陰陽論で言うと、同じカロリーなら、チーズより牛乳の方が必ず太る。フワーッと水っぽいからだ。漢方には、相似の理論というのがある。西洋医学は、人間のみしか見ないが、人間も、この宇宙（地球）に生まれた1つの生命体であるから、他の生命体ともある面、似ているという考えだ。

◎ごぼう5時間、にんじん2時間、山いも、たちまち

人間を植物にたとえると、臍《へそ》より下の下半身は、植物の根にあたる。年をとってくると、腰痛や、下肢のシビレやつった感じ、膝の痛み、足のむくみ、頻尿やインポテンツなどの下半身の弱りが顕在化してくる。そんな時は、ごぼう、にんじん、れんこん、ねぎ、玉ねぎを食べるようにすすめる。「根（下半身）」の弱りを、相似の根菜で補うためである。俗に「ごぼう5時間、にんじん2時間、山いも、たちまち」などと言われるのも、この事を言っている。

先に述べた腰痛やインポテンツなど、老化の症状に効く漢方薬といえば、八味地黄《はちみじおう》丸《がん》である。八味地黄丸は、８つの生薬でできており、そのうち、５つまでは、山薬＝山いもを中心に、地黄、おもだか、附子《ぶし》、ボタンの根など、根の生薬でできている。

小学校の時、「赤い鳥、小鳥、なぜなぜ赤い。赤い実を食べた」「青い鳥、小鳥、なぜなぜ青い。青い実を食べた……」という唱歌を習った覚えがあるが、これが正に相似の理論だ。

カナリヤは、羽毛が赤いほど尊ばれるが、カナリヤのひな鳥が卵からかえり、羽を赤くしたい時は、にんじんをすりおろし、その汁を飲ませると赤くなる。これも相似の理論だ。

太った女の人に、よく、「水分が好きでしょう。ケーキやパンや、フワーッとした南方産の果物をよく食べるでしょう」と尋ねると、びっくりして絶句され、おもむろに、「どうして分かるのですか」と、不思議そうに言われる。

これも、相似の理論から、すぐわかるのである。「フワーッとしたもの、柔らかいもの」ばかりを食べる人は、「フワーッとして、柔らかい」のである。人間は食べた物と同じ形になるのである。

こうした色による考え方を、もう少し、科学的に言えば、暖色（特に赤）の食物（に限らず物質）からは、電磁波（気と言ってもよい）が出て、血行をよくして、体を温め、気力も高めてくれる。また、「赤」は、血の色である。

動物が格闘して傷つき出血して、赤い血を見た時、副腎髄質より、アドレナリンが出てきて否応なしに、気力が高まり、体温が上昇して、さらにファイティング・スピリットが高まる。

スーパーなどでも、同じ食品なら、青のパッケージより赤のパッケージがよく売れるし、本も赤系統のカバーの方がよく売れる。中華料理店やファミリー・レストランも、赤系統の外観が多いし、夕方、サラリーマンが、ちょいと立ち寄る所も、赤提灯である。

赤い洋服、赤いシャツ、赤いくつ下、赤いパンツは、包んでいる皮膚の血行をよくして体を温め、気力を増してくれる。

そばやうどんを食べる時も、七味唐辛子をうんとふりかけて食べるとよい。食べているハナから、体が温まってきて、発汗する。血・水・気の滞りがとれるのである。唐辛子の中のカプサイシンに、その作用があるとされるが、漢方的に言うと、唐辛子が赤いからである。

◇低体温の日本人がふえている理由は食べものにある

こう考えてくると、やせるためには、体熱を上げる必要があることがわかる。

最近の日本人は、体温が低下してる。特に30歳代以下の人で、人類の平常体温の36・5℃ある人は、むしろ例外的で、高くて36・2～3℃、多くは35℃代で、中には

34・8〜9℃という人もいるから驚く。

体温が低くなった理由として、電気洗濯機や掃除機など電化製品の普及、交通手段の発達などで、我々、現代文明人が運動不足に陥ったことも1つの理由だ。体温の40％くらいは、筋肉から産生されるのだから。また、子供の頃からの受験戦争、社会人になってからの諸々のストレスは、ストレスホルモンのアドレナリンやコーチゾールの分泌を高め、血行を悪くして、体温を冷やす。また、オフィスや車の中、家庭にも普及した夏の冷房も、体温低下に一役買っているのは確かだ。

しかし、低体温化の最大の要因は、水分の摂りすぎも含めた、食生活の変化である。先に述べたように、体を冷やす食べものは、青白く、フワーッとした食べものであり、温める食べものは、引きしまった色の濃い食べものである。もう少し詳しく言うと、次のようになる。

「体を冷やす食べもの」は、南方産の食物（バナナ、パイナップル、ミカン、レモン、メロン、トマト、きゅうり、スイカ、カレー〈インド原産〉、コーヒー〈エチオピア原産〉、緑茶〈インド原産〉、水っぽいもの（水、酢、牛乳、ビール、ウイスキー、コーラ、ジュース）、葉菜類（柔らかく、薄くて広がり、青白い色）、白い食べもの（白砂糖、白パン、化学調味料、化学薬品）である。

「体を温める食べもの」は、北方産の食べもの（塩さけ、そば、りんご、さくらんぼ、ぶどう、プルーン）、塩辛い食物（塩、味噌、醤油、明太子、佃煮、漬け物）、牛乳以外の動物性食品（肉、卵、チーズ、魚、魚介）、根菜類＝固くて濃い色、日本酒、紹興酒《しょうこう》、ブランデー、赤ワインなど、水分の比較的少ないアルコール、赤、黒、橙色の外観の食べもの（紅茶、海藻、小豆、黒豆、納豆）となる。

また、体を温めも冷やしもしない食物が、間性食品で、黄色〜うす茶色をしている。玄米、玄麦、そば、ひえ、粟、大豆、いも類等、人類が主食にしてきた食物は概して間性食品である。

これを少し科学的に言うと、陽性食品はNa（ナトリウム）を多く含み、逆に、陰性食品はK（カリウム）を多く含んでいる。

現代文明人は、陰性食品を摂りすぎ、また、「塩は血圧を上げる」という一般論に呪縛《じゅばく》されて、塩分を含んだ食物をはじめ、陽性食品の摂取不足から、体温が低下しているのである。

低体温は、「血」「水」「気」の流れを悪くし、脂肪や老廃物の燃焼を妨げ、発汗、利尿作用を減弱させ、肥満の原因をつくる。

◇塩は水太りを解消する

ナメクジに、水やビールをかけると化け物みたいに肥大（水太り）していくが、塩をかけると引き締まる。現代人の水太りは明らかに、塩分不足から来ているわけだ。海水浴をした後、身体が引き締まった感じがすることを思えば、塩が水太りを解消することがわかる。

現代文明人の90％以上は、体温の低い、陰性体質と考えてよい。陰性体質の人は、陽性食品を存分に食べるとよい。間性食品は、どんな体質の人も食べてよい、人類が主食にしてきた食べものは、すべて、間性食品なので、しっかり食べるべきだ。そうすることによって、冷えが解消し、体温が上昇してくると、「水太り」「冷え太り」の肥満も解消し、冷えからくる諸々の病気もよくなっていく。

現代日本人には、稀になってきたが「ずんぐり、むっくり、赤ら顔の高血圧のおじさん」と表現されるような陽性体質の肥満の人は、間性食品と陰性食品を中心にとり、過食をしないことだ。

◇塩分の功罪について

30億年前に、海の中に誕生した単細胞生物が、20億年近く、海の中に生棲し、やがて、多細胞生物に進化していくと、一部の生物が、地上にはい上がってきた。これまで、栄養をすべて海水から吸収していた生物が、陸に上がると干上がってしまうため、体内に、海と同じ環境を作った。それが、血液である。そのため、血液や羊水の滲透圧と海水の滲透圧は酷似しているし、胎児は羊水という「海」の中につかって、育つのである。

「海」は生物を「産み」出したところであるから、海水を、凝縮乾燥させた塩（自然塩）が、体に悪いというのは、全く、見当はずれの暴論である。自然塩には化学合成した食塩（NaCl＝塩化ナトリウム）とは違い、Mg（マグネシウム＝ガン・精神病予防）、K（カリウム＝利尿作用・筋力増強）、Zn（亜鉛＝強精作用・皮膚の健康に必須）、I（ヨード＝甲状腺の働きに必須）、Ca（カルシウム＝骨・歯・神経の健常性に重要）、Mn（マンガン＝糖尿病予防）、Co（コバルト＝悪性貧血の予防）等々、百種類近くのミネラルを含み、健康維持には欠かせない。

昔、炭坑夫が、坑内での重労働で多量の発汗をし、体内からミネラル分を喪失して、痙攣《けいれん》を起こして生命を落とすことがよくあったので、炭坑夫は、塩をなめながら、作業に従事していたほどである。

ことほど左様に、塩は、生命と健康に一番大切な食物である。

ただ、問題なのは、化学合成した食塩＝精製塩（NaCl）なのである。食塩をとりすぎると、血液内に吸収されて、Na（ナトリウム）が水分を吸着して、血液の水分量を増やす。水分を多く含んだ血液を心臓は力を入れて押し出さなければならないから、血圧が上昇する。

かつて東北地方には、脳出血で死亡する人が多く、それは塩分の摂りすぎが原因ということで、日本全国に減塩運動が起こり、誰彼の見境いなく「塩分が悪い」との思いというか、信念を植えつけてしまった。

東北地方の人々が、塩分を多く摂取したのは、今のように暖房が発達していなかった時代に、体を温め、冷えからくる病気の風邪、肺炎、結核、リウマチ、うつ病、下痢、関節痛、筋肉痛、ガンなどを、予防するための手段だったわけだ。もし、当時、東北の人々が、塩分をしっかり摂らなかったら、脳出血で死亡する何年も前に、肺炎やリウマチ、ガンなどで死に絶えていたにちがいない。

ともかくも、減塩運動が成功した後に残ったのは、脳出血の減少と引きかえに、ガン、心筋梗塞、脳梗塞などの生活習慣病、肥満、子宮筋腫・卵巣のう腫・不妊など冷えからくる婦人病、膠原《こうげん》病など西洋医学で言う自己免疫病、つまり漢方から見ると、「冷え」の病気なのである。

人間は、体温が非常に高く、赤血球の多い（多血症＝貧血の反対）赤ちゃんで生まれ、年齢と共に、少しずつ体温が低下していき、段々と「白ちゃん」になる。つまり、白髪になり、白内障を患い、皮膚に白斑が出来ていく。白は、雪が白いように冷える色だ。水を冷やすと氷になるように、手を冷やすとかじかむように、宇宙の物体はすべて、冷やすと硬くなる。

よって、赤ちゃんの肌は柔らかいが、年と共に、カサカサ肌になるし、日常の立居振舞も、若い人はしなやかだが、年と共に硬くなっていく。

筋肉や首の体温が低下（０・２～０・３℃でも全然違う）し、肌や動きが硬くなっていく時、体の内側だけは柔らかいなどということはあり得ない。体内温も徐々に下がり、動脈硬化、心筋硬塞、脳硬塞（我々の医学生時代梗塞を硬塞と記していた）な

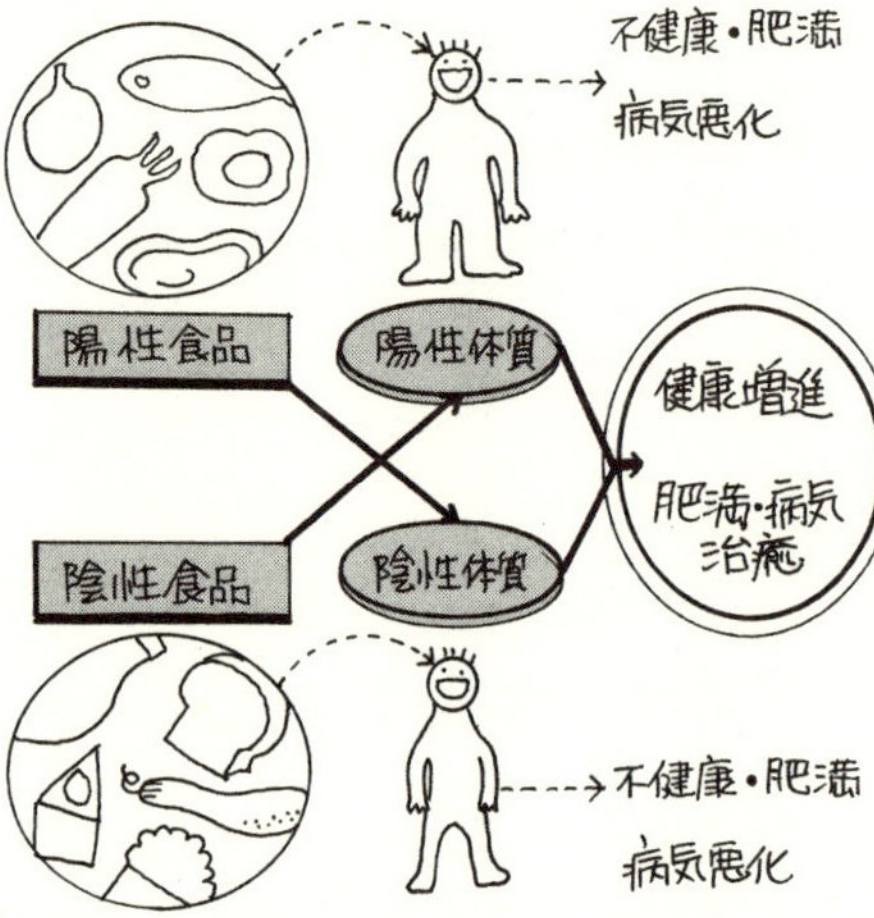

体質によって必要な食べものを考えよう

ど、硬い＝冷えの病気にかかりやすくなる。ガンは、全身どこにでも発生するが、心臓ガンと脾臓ガンはまず存在しない。心臓は、常に動いて熱が高い臓器であるし、脾臓は赤血球が集まって、赤くて、やはり熱が高いからだ。逆に、外界とつながっており、しかも、中が空になっている管腔臓器の肺、胃、食道、大腸、子宮にはガンが発生しやすい。体温が低いからである。

女の人の腹部を触診すると、（ほとんど9割の人が、臍より下の下腹部が、臍より上の上腹部と比べて明らかに体温が低いから、下腹部に納まっている、子宮や卵巣が硬くなる子宮筋腫や卵巣のう腫、子宮内膜症にかかりやすいし、冷えている所は血行が悪く、子宮や卵巣に、栄養や酸素、免疫物質が十分に供給されないので、子宮・卵巣機能不全＝生理不順、不妊になりやすいわけだ。

リウマチ、強皮症、ＳＬＥ（全身性紅斑性狼瘡《ろうそう》）、クローン氏病などの自己免疫病もすべて、関節や皮膚や腸管が硬くなる病気だから、「冷え」の病気である。こうした諸々の病気が、肥満の人により多く起こりやすいことも、合点がいくというものである。

これらの病気は、すべて、ある面、塩分不足病である。

◇低体温の陰性体質の人には塩分が必要

漢方では、食物の陰・陽の他に、体質の陰・陽も問題になる。先に述べたように、「ずんぐり、むっくり、赤ら顔の高血圧のおじさん」と表現される、固太り（筋肉質）の肥満の人は、体が温かく、体内に塩分が多い陽性体質であるから、塩分をはじめ、陽性食品を摂りすぎると、確かに高血圧をはじめ、種々の陽性病（痛風・欧米型のガン etc）になりやすい。よって、塩分の摂りすぎには注意しなければならない。

しかし、逆に、色白の水太り、またはやせている人で、低体温の人は、陰性体質と

陽性（赤・黒）	間性（黄色）	陰性（青・白）
塩(天然塩) 梅干し・たくあんなど漬物 塩から・明太子 味噌・醤油 チーズ 肉類、卵 魚介類、魚 ビタミンE 日本酒、赤ワイン 紹興酒、梅酒 焼酎のお湯割り おこげ(ご飯)、そば ねぎ・玉ねぎ にら にんにく 生姜 朝鮮にんじん 根菜類 （ごぼう にんじん れんこん 山いもなど） 小豆・黒豆 納豆 黒ごま 紅茶	玄米 黒パン あわ ひえ きび 大豆 黒砂糖 ハチミツ かぼちゃ りんご いちご さつまいも さといも こんにゃく	パン 牛乳 豆乳 クリーム 酢 植物油・バター 精白砂糖 マヨネーズ こしょう カレー 化学薬品 ビタミンC 清涼飲料水 ビール・ウイスキー コーヒー 緑茶 菓子類・ケーキ 豆腐 トマト もやし 葉菜類（レタスなど） 熱・温帯(南方)の果菜 （バナナ パイナップル マンゴー かき きゅうり レモン スイカ ウリなど）

陰性食品と陽性食品

いい、むしろ塩分が必要な人である。本能が欲するならしっかり摂っていいのである。

さて、海水浴をした後は、身が引きしまった感じがする。それに、海で水泳していると、やたらと小便をしたくなるものだ。これは海水（塩）が、水を追い出し、体を引きしめる作用があることの証拠でもある。ナメクジに塩をかけると、縮んで失くなってしまう。逆に水やビールをかけると、化物みたいに水太りになる。

これらからも、「水太り」の人は、海水浴をしたり後述する塩風呂に入ると、痩身効果がある。

また、下腹部や下肢など、むくんだような所も、手の平に塩をつけて、軽くマッサージすることで、むくみがとれてくるのである。

ここまで説明しても、なお塩分が気になる人は、「出す」ことを考えるとよい。汗や尿の出をよくすると、塩分も水分と一緒に出ていくからだ。そのために、入浴、運動で体温を高めたり、にんじん・りんごジュースで排尿を多くすると、塩分も一緒に排泄される。塩分も、水も、老廃物も、体内にたまるから悪いのであって、出せば問題ないのである。

健康生活リズム 3

筋肉運動で体熱を上げる

ウォーキングなど下半身の運動が効果的

◇運動は血・水・気の流れをよくする

人間が、動物である以上、「動くこと」が健康にとって必須条件であることは自明である。

運動や労働をすると、筋肉が動く。人間の体温の40％以上は、筋肉で産生されているので、運動や労働は、体熱産生を促し、「血・水・気」の流れをよくして、肥満や諸々の病気を予防・改善するのに大いに役立つ。

筋肉の70％以上は、下半身に存在するのだから、下半身の運動の方がより重要になってくる。

ジョギングや、エアロビクスなど、運動を徹底的にやると、すこぶる気分がよくなり、とくにジョギング中など、「ランナーズ・ハイ」というeuphoricな（陶然とした）気分になる。これは、脳から快感ホルモンのβ-エンドルフィンやセロトニンが分泌されるためだ。

この事は、運動が気の流れをよくすることを物語っている。

運動すると、体温が上昇し、全身の血流がよくなり、瘀血《おけつ》が改善される。脂肪や糖分、老廃物が燃焼され、肥満や病気の改善につながる。当然、腎血流がよくなって排尿が促され、発汗もして「水の滞り」もとれる。尿や汗と共に老廃物が排泄されて、更に瘀血の改善に結びつく。

このように、運動（労働）は、血・水・気の流れをよくしてくれる。

いま、何かスポーツをやっている人は、それを終生つづけるとよい。何もしていない人は、歩くこと（ウォーキング）を始めるとよい。

一般に、ウォーキングの速度は、1分間に70～80メートル（時速4・2～4・8キロメートル）が標準である。体調や持病の種類によって、次のような、ちょっとした工夫を加えて、ウォーキングをするとよい。

A 肥満や脂肪肝のみで、他に病気がない人

皮下や肝臓、血液内にだぶついている脂肪を燃焼するには、分速80〜90メートルのやや速歩きを、1回40分以上、週に4回以上行うとよい。

歩き始めて15分くらいは、体内の糖分が消費、燃焼されるだけなので、脂肪の燃焼をよくするためには、30分以上のウォーキングが必要となる。

B 肥満＋《プラス》高血圧の人

歩くと下半身の筋肉が発達し、毛細血管がどんどん新生してくるので、血液が下半身にプールされ、頭寒足熱の状態になり、血圧が下がる。1分間に60メートルくらいの、ややゆっくり歩きで1回30分、週3回以上歩くとよい。

C 肥満＋《プラス》痛風の人

痛風の原因物質である尿酸は、エネルギー代謝が亢進すると大量に生産されるので、1分間に60メートルくらいの、ゆっくり歩きで1回30分、週3回以上歩くとよい。

D 肥満＋《プラス》糖尿病の人

1分間に70〜80メートルくらいのふつうの速度で、1回30分以上歩くとよい。（できれば毎日）

空腹時に歩くと低血糖を起こす恐れがあるので、食後1時間以上たってから歩くことが望ましい。

E 肥満＋《プラス》心臓病の人

心臓に負担がかからないよう。1分間に40メートルくらいの「かめ歩き」を1回30分、週3日から始めるとよい。

歩く時間や場所のない人、雨が降って歩けない日は、スクワットやカーフレイズをするとよい。

①スクワット

スクワット（squat）とは「しゃがみこむ」という意味で、両下肢を肩幅よりやや広めに開き、両手を後頭部で組み、ゆっくり息を吸い込みながら座り込み、吐きながら立ち上がる運動。

この動作を10〜20回くり返し（1セット）、数十秒〜1、2分休み、数セットやる。段々物足りなくなった時は、1セットの回数を増やしたり、セット数を増やすとよい。

下肢、腰、腹筋などを存分に使うので、相当な運動量になる。

②カーフレイズ

カーフレイズ（calf raise）は、calf＝ふくらはぎ、raise＝上げるの意味なので、下肢をほんの少し広げて直立した姿勢から、つま先をつけたままかかとを上げて下ろす、という動作を、ゆっくりくり返す運動。

1セットを10〜20回にし、しばらく休息をはさんで数セットするとよい。

カーフレイズも、臀筋、大腿筋、下腿の筋肉部、腹筋を使うので、かなりのエネルギー消費になり、肥満解消につながる。

入浴前にやると、代謝が高まっているので、入浴中の発汗や利尿も促され、効果が高まる。

◇超簡単エクササイズ

ジョギング、ランニング、テニス、水泳、ウォーキングなど、いわゆる一般の運動は、筋肉の収縮と弛緩《しかん》をくり返し、筋肉の緊張は一定に保ちながら行われる。こうした運動をアイソトニック（等張性）運動という。つまり、筋肉組織の緊張が（iso＝同じ、tonic＝緊張）という意味である。

逆に、筋肉の繊維の長さを変えずに行う運動、つまりある一定の姿勢を保って動かないで行う運動を、アイソメトリック（iso＝同じ、metric＝長さ）運動（二等尺性運動）という。

一般のアイソトニック運動は、場所と空間が必要であるが、アイソメトリック運動）は、全く場所がいらず、その場でできるので大変便利である。

長旅の飛行機や電車の中、オフィスで長時間同じ姿勢で仕事をしている時などに、その場でできるから大変便利だ。

とくに、最近、飛行機のエコノミークラスの座席に、３時間以上座りつづけることにより、下肢の静脈で発生した血栓が肺動脈に飛んで、肺梗塞を起こすというエコノミー・クラス症候群が問題になっているが、これを予防するためには、格好のエクササイズということになる。

アイソメトリック運動の特徴は、

①筋線維が肥大し、毛細血管も増生するので、筋肉の代謝が増し、基礎代謝が上昇する。

②2〜3分という短時間で、かなりの運動量になり、体が温まり、血流がよくなって排尿、発汗も増し、脂肪も燃える。

このような生理学上の効果がある上、いつでも、どこでも、座ったままでもできるという超簡単エクササイズであるという点である。

時間も1日総計で2〜3分でよいのである。

あまたある、あらゆる運動の中では最も簡単な、しかも効果も甚大な運動と言ってよいことうけあいである。

とくに、「部分やせ」をしたい方は、その場所の筋肉のアイソメトリック運動をするとよい。

効果抜群！ アイソメトリック運動の基本動作

自分のもてる力の60～70％で約7秒間、次の運動をやると、筋肉に十分な刺激が与えられ、血行がよくなり、カロリーも消費されて減量効果が発揮される。

筋肉も段々と発達してくるので、皮下脂肪も減少し、実際の体重以上に体が引きしまり、若々しく見えるようになる。

基本動作の①～⑥を、１つの動作につき7秒やると、わずか42秒でできる。１日2回やっても1分半、3回やっても2分でできるわけだ。

① 手を胸の前でかぎ形に組んで、7秒間力を入れて両方に引く。
《効果》上半身全体の筋力を増し、ぜい肉を取ってくれる。特に腕、胸部、肩、腹部を引きしめるのに効果的。

② ①の姿勢から、手を組んだまま背中側に回し、力を入れて、7秒間両方に引く。
《効果》首、背筋、腹部の筋肉を引きしめ、ぜい肉《にく》を取り去ってくれる。

③ 両手を後頭部に置き、つっ立った姿勢で7秒間、腹部に力を入れる。

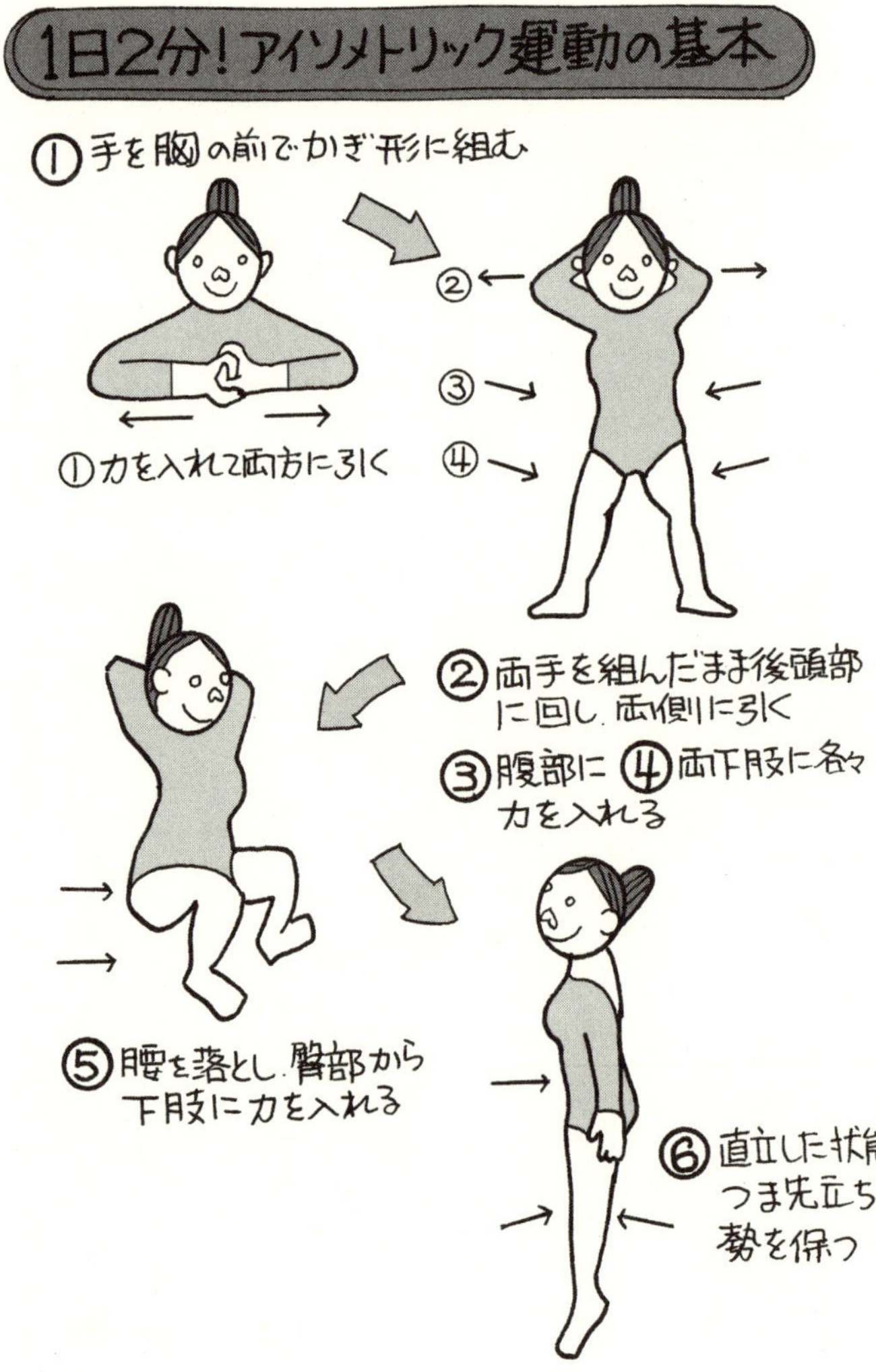
1日2分！アイソメトリック運動の基本
①手を胸の前でかぎ形に組む
②
③
④
①力を入れて両方に引く
②両手を組んだまま後頭部に回し、両側に引く
③腹部に ④両下肢に各々力を入れる
⑤腰を落とし、臀部から下肢に力を入れる
⑥直立した状態でつま先立ちの姿勢を保つ

《効果》腹筋を発達させ、腹部の脂肪を取り、ウエストを細く引きしめる。

④ ③と同じ姿勢で、7秒間、両下肢に力を入れる。

《効果》大腿、下腿、腹部の筋肉を引きしめる。下半身は筋肉の量が多いので、カロリー消費量も大きく減量に大変効果的。

⑤ ④の姿勢からしゃがみ込んだ姿勢で、7秒間、臀部《でんぶ》から下肢にかけて力を入れる。

《効果》④と同じく腰から下の筋肉全体を強化し、大腿や臀部のたるみを引きしめる。

⑥ 直立した状態でつま先立ち、力を入れてそのままの姿勢を7秒間続ける。

《効果》腹部、下肢、とくに下腿の筋肉を引きしめ、脂肪を消費し、大根足を、解消する。

なお、腹の出っぱりの気になる人は、歩いている時や椅子に座っている時に、お腹をへこまし続けるとよい。軽いアイソメトリック運動を連続的にやっているようなものので、腹筋を刺激して、カロリー消費を増し、腹部の脂肪がとれてくる。

運動による消費エネルギーの誤解

体重1kg（1000g）を落とすための消費カロリーは、どのくらいだろうか。

体の脂肪組織は、純粋な脂肪80％と水分その他の成分が20％存在する。脂肪1gで9キロカロリーなので、体脂肪1kg＝1000gを燃焼するには、

9×1000×0.8＝7200キロカロリー

の消費が必要だ。

たとえば、1ヶ月に2kgの減量を目標とするなら、

7200×2＝14400キロカロリー

1ヶ月を30日として、30で割ると、

14400÷30＝480キロカロリー

となり、ご飯3杯分ということになる。

1日に、ご飯3杯分を減らさないと、1ヶ月に2kgの減量はできないという計算になるわけだ。

42kmのフルマラソンを2時間半で完走した場合の消費エネルギーは、約2400キ

200キロカロリーを消費する運動	運動の時間
散歩	60分
速歩	45分
ジョギング	25分
ラジオ体操	60分
水泳	20分
ゴルフ	50分
なわとび	15分
サイクリング	45分
テニス	30分
草取り	60分
掃除	60分
入浴	60分

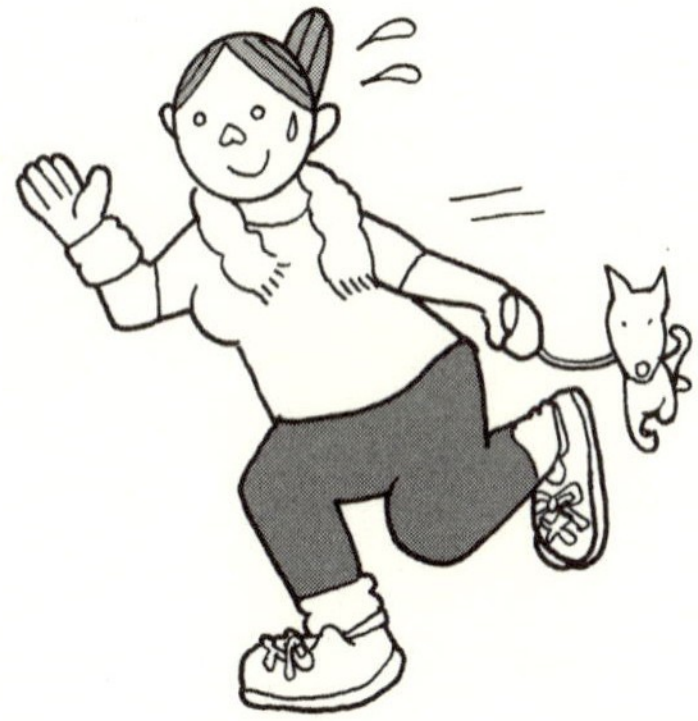

ロカロリーなので、このマラソンを月に3回走ってはじめて体重が1kg落ちる、という机上の計算になる。

右ページの表は、ご飯1杯（150キロカロリー）より少々多めに食べた時、そのエネルギーを消費するために必要な運動の時間を表わしている。

このように、数値で見ていくと、運動でやせることは至難の技ということになる。

なぜか。

これは、運動している時間に消費されるエネルギー量を算出しているだけのことで、運動すれば、運動後も筋肉細胞の活性が続く、という点を見落としているからである。

つまり、運動により、

「筋肉細胞が活性化し、筋線維も肥大し、筋肉内の毛細血管も増生するので、基礎代謝が亢進し、エネルギーの消費量が増して減量効果を発揮する。1回の運動で基礎代謝の上昇は24時間継続する」のである。

他にも、運動すると

（1）脂肪組織内の中性脂肪が分解して遊離脂肪酸になり、筋肉で効率よく利用されるため、体脂肪減少↓体重減少につながる。
（2）脂肪合成酵素の活性が抑制される。
（3）インスリン感受性が上昇し、インスリンの分泌が少なくてすむので、体脂肪の増加が起こりにくくなる。
（4）発汗した後の気化熱がカロリーを消費してくれる。
などの効能がある。

先にも述べたように、運動は、発汗や利尿を促して、水太りを解消し、体熱を上げて、脂肪の燃焼もよくしてくれる。

よって、ウォーキング、スクワット、カーフレイズ、アイソメトリック運動、などの他、ご自分の好きなスポーツを短時間でもよいので、継続することが、肥満の解消をはじめ、種々の病気の予防・治療の一助になるわけである。

Dr.イシハラのワンポイントコラム❻

食べもののカロリー一覧表

日本人の１日の平均カロリー摂取は、２０００キロカロリー前後である。

しかし、運動による消費カロリーは意外と少ない。運動による筋肉の活性増加や、脂肪合成酵素の活性の抑制などの種々の波及効果を鑑《かんが》みても、日頃の食生活で、カロリー・オーバーになれば、やはり、肥満は防ぎきれない。以下種々の食べものの、カロリー含有量を記すので参考にされたい。

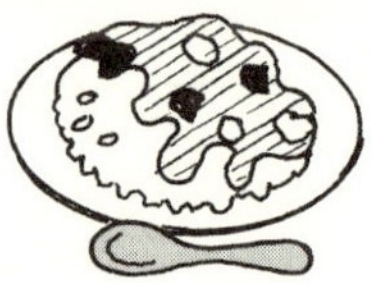

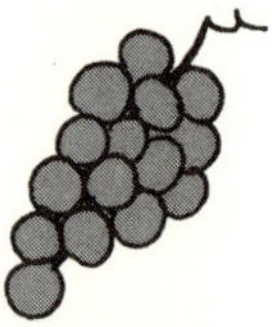

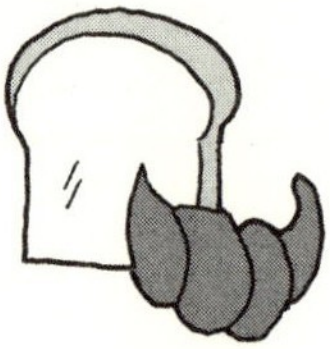

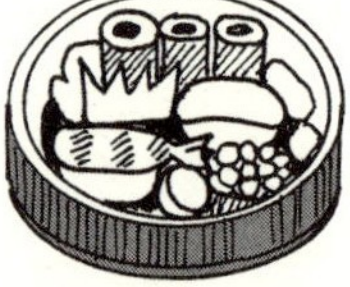

食べもののカロリー一覧表　　単位：キロカロリー

1000～700キロカロリー	
カツカレー（1人前）	約1100
ポークカレー（1人前）	1100
かつ丼（1人前）	1000
天丼（1人前）	900
ミートソーススパゲティ（1人前）	800
中華丼（1人前）	750
うな重（1人前）	750
オムライス（1人前）	750
シーフードカレー（1人前）	700
フィレステーキ（200g）	700
五目そば（1人前）	700

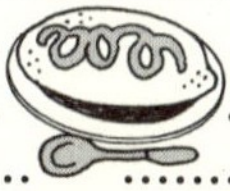

650～500キロカロリー	
親子丼（1人前）	約650
チャーハン（1人前）	650
ワンタンメン（1人前）	600
ビーフシチュー（1人前）	600
チーズハンバーグ（1人前）	600
カニピラフ（1人前）	600
ロースカツ（1人前）	600
ちゃんぽん（1人前）	590
ミックスサンド（1人前）	550
みそラーメン（1人前）	550
にぎり寿司（1人前）	550
春巻（3個）	550
塩ラーメン（1人前）	500
サケ弁当（1人前）	500
和風ハンバーグ（1人前）	500
ロールキャベツ（1人前）	500
カキフライ（中2個）	500

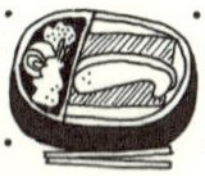

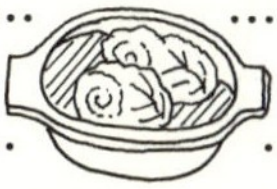

450〜300キロカロリー

ぎょうざ（7個）	約450
ポークソテー（1人前）	400
バタークリーム（100g）	400
フライドポテト（Lサイズ）	400
ミートパイ（1人前）	390
きつねうどん（1人前）	350
トリの唐揚げ（1人前）	350
豚の角煮（1人前）	350
ハンバーガー（1人前）	340
コロッケ（中2個）	310
チョコレートケーキ（1人前）	300
肉じゃが（1人前）	300

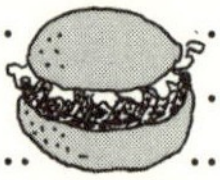

290〜200キロカロリー

どら焼き（大1個）	約290
すき焼き（1人前）	250
ざるそば（1人前）	250
あんみつ（1人前）	250
ショートケーキ（1人前）	240
シュークリーム（1個）	240
ドーナツ（1個）	230
まんじゅう（大1個）	230
カステラ（1切れ）	220
揚げ出し豆腐（1個）	210
アイスクリーム（100g）	210
おはぎ（1個）	200
水羊かん（1切れ）	200

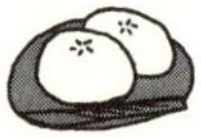

180〜100キロカロリー	
大福（1個）	約180
チーズケーキ（1人前）	170
パン	150
ご飯（一杯）	150
里いもの煮物（1人前）	150
パイナップル（$\frac{1}{4}$個）	150
にらの卵とじ（1人前）	135
牛乳（200ml）	120
りんご（中1個）	100
梨（中1個）	100
プロセスチーズ（100g）	100
バター（大さじ1杯）	100

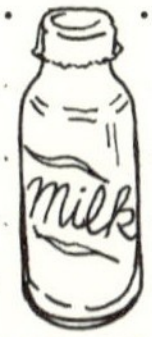

100キロカロリー未満	
バナナ（1本）	約90
生卵（1個）	90
プレーンヨーグルト（150ml）	90
グリーンサラダ（1人前）	90
柿（2個）	85
枝豆（200g）	80
夏みかん（2個）	80
厚あげ（1枚）	80
いちごジャム（1さじ）	60
ピーナッツ（10粒）	60
ぶどう（1房）	60
りんごジャム（1さじ）	60
キウイ（1個）	42
いちご（100g）	40
さつまいもの天ぷら（1個）	40
ミカン（中1個）	30
レモン（1個）	25

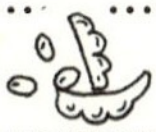

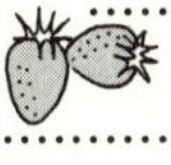

健康生活リズム 4

体熱を上げるこんな方法もある

プラス思考は体熱を上げる

「笑い」「愛情」「思いやり」「積極性」「楽天性」などのプラスの精神状態は、脳から快感ホルモンのβ-エンドルフィンやセロトニンの分泌を高め、脳波もα波が出現して気分がよくなり、血行もよくなって体温が高まり、血・水・気の流れがよくなる。

「人を呪わば穴二つ」の言葉があるように、「うらみ・つらみ」「消極性」「悲しみ」「憎悪」などのマイナスの精神状態は、体温を低下させ、血行を悪くして、血・水・気の流れが悪くなり、肥満やあらゆる病気の誘因になる。

ストレス学説を最初に提唱した、カナダのノーベル賞学者のセリエ博士が、「ストレスから逃がれる一番大切なことは、西洋人には稀薄な、東洋人特有の感謝の気持ちをもつこと」と喝破《かっぱ》されている。「現在の自分に感謝」「両親や先祖に感謝」「自然や宇宙の森羅万象に感謝」することが、心の安寧を保ち、気の流れを良くし、ひいては血と水の流れをよくして、肥満や諸々の病気を予防・改善するのである。

入浴・笑う・マッサージ・カイロ・ベストなど

◇入浴

体を温め、発汗と利尿を促し、水太り・冷え太りを解消するために、手軽で速効性のあるものは入浴である。1回の入浴で、平均的に約300キロカロリーを消費するので、毎日入浴するか、シャワーにするかでは、1ケ月、1年と日を重ねる間に、相当の差が出てくる。

入浴も、次のような工夫をすると、保温効果や発汗効果が倍増して、痩身効果がうんと高まる。

①半身浴

湯舟の中に低い椅子を置くか、洗面器を逆さにして置いて、そこに座り10〜20分間、みぞ落ちより下を入浴させる方法である。下半身の血流がうんとよくなる。つまり、腎血流の増加↓排尿量増加、大腸への血流の増加↓便通の促進、と排泄機能を高め、肥満の予防・改善につながる。それに、何といっても、入浴中、入浴後、驚くほどの発汗がみられ、水太りの解消につながる。

はじめから半身浴をするのもよいし、はじめはふつうに入浴し、その後、半身浴をやってもよい。

②塩風呂

自然塩を1つかみ、または2つかみ湯舟に入れるか、塩の刺激に弱い人は、布袋に塩を入れて、それを湯舟につけて入る塩風呂は、驚くほどの保温・発汗作用がある。入浴後もしばらくは、汗がとまらないほどである。

つまり、水の排泄、脂肪の燃焼をよくして、肥満を解消するのである。

③生姜風呂

生姜には、ジンゲロール、ジンゲロンなど血行をよくして、体を温める成分が存分に含まれている。生姜1～2個をすりおろし、直接または布袋に入れたものを湯舟に入れて入浴すると、入浴後もしばらく発汗がとまらないくらい、全身が温まる。もちろん、腎血流もよくなり排尿量もうんと増すので、冷え太り、水太りの解消につながる。体温上昇により、脂肪の燃焼も促される。生姜の成分により皮膚が刺激される方は、生姜の量を加減すること。

④サウナ浴

サウナの室内は、温度が90〜１１０℃と高温のため、温熱刺激により血管が拡張して、血液の循環もよくなり、腎臓も含めた内臓や筋肉への血行が増す。その結果、発汗や排尿が促され、水分や老廃物が排泄されて、水太りや冷え太りの解消になる。また、サウナ浴により甲状腺の働きが良くなるので、体全体の新陳代謝が活発になり、皮膚を柔らかく美しく、若返り効果も期待できる。

１回のサウナ浴は5〜10分が適当である。2〜3回くり返すとよい。1回目の汗は脂と塩分が混じったベドベトしたものが出てくる。ということは、余分な脂肪も排泄されるので、更に痩身効果が高まることになる。

サウナ浴中は、心拍出量が50〜１００パーセント増加し、心臓に負担がかかるので、心臓に問題のある人は、お医者さんに相談するか、ごく短時間から始めるとよい。

ことほど左様に、入浴は、体を温め、血行をよくして、瘀血《おけつ》（血の滞り）をとる。また、腎血流を増し、排尿を促し、発汗を助けて余分な水分を捨て、水の滞りを改善する。入浴すると、スカッとさわやかな気分になるが、これこそ、気の滞りが良くなった証拠でもある。

「入浴やサウナで発汗してやせても、水が出ただけだから、水を摂ると、元の木阿弥《もくあみ》で、何の効果もない」などと主張する医学者もいる。しかし、これまでの説明により、体温が上がることで、血・水・気の流れがよくなり、脂肪も燃え、肥満や諸々の病気の予防、解消に大いに効果があることを、納得されたであろう。

◇大声で笑う、カラオケを歌う

大声で笑ったり、カラオケを歌うと気持ちがリラックスして、脳からβ-エンドルフィンやセロトニンという快感ホルモンが分泌され、気分がよくなって血行が増し、体温が上昇する。笑ったり、カラオケを歌うことは、横隔膜、大胸筋、他の胸部の筋肉を動かし、筋肉からの熱の発生も促進する。また、呼気の量を多くする。人間の血液中の老廃物は、大部分が腎臓・膀胱から尿として排泄されるが、揮発する老廃物は、呼気として肺から排泄される。呼気の量が、多くなるということは、老廃物の排泄が増し、血液の流れ＝瘀血＝血の滞りが解消されるということにもなる。

このように、哄笑や歌うということは、体温を上げ、血・水・気の流れをよくして、やはり、痩身効果や病気の予防・改善に役立つわけだ。「笑う門には福来たる」とはよく言ったものだ。

◎マッサージ、指圧、針灸

体表に滞っている血液（血の滞り）の流れを良くすると、二次的に内臓の血行もよくなる。漢方医学で言う、ツボを指圧したり、針灸を施すことにより、気の流れがよくなる。その結果、血や水の流れもよくなり、体温が上がり、老廃物や脂肪の燃焼が促され、肥満や病気の予防・解消に役立つ。

◎腹巻きやカイロ

漢方医学では、「お腹」のことを「お中」つまり、体の中心と考えるため、漢方ではお腹の診察は重要で、この腹診により、全身のかなりの病気が診断できる。

太るような人は、お腹が冷えている。お中＝体の中心が冷えているのだから、体全体が冷えていると言ってよい。ということは、体の新陳代謝が悪いことを示しており、太るのはあたり前なのだ。

お腹を温めることで、全身が温まり、とくに、腹部臓器の腎臓や直腸が温まると、排尿や排便が促され、減量の助けになる。また、自覚的に、お腹が冷えると感じる人は、カイロを使うと、お腹が温まり、排尿や排便がよくなることが多い。

60歳の主婦Kさんは、156cm、60kgの色白、水太り体質である。もともと冷え性であったが、ここ1~2年、とくに、腹部や腰部から臀部にかけて、冷えがひどく、何か、膀胱に穴でもあいて、そこに、氷をつめられているように感じて、ズーンと具合が悪くなることがしょっちゅうあったという。あまりの苦しさに、ある時、本能的に腹巻きをして、カイロを下肢部に4個、腰部に2個入れたら、これまで1日3~4回しかなかった排尿が、驚くほどあり、何と1週間で4kgもやせたのだそうだ。

やはり、知らず知らずのうちに、尿の出が悪くなって、水太りになっている人がいる、ということを示す好例である。

◎ベスト、ちゃんちゃんこ、ショールの愛用

ベストやちゃんちゃんこ、ショールなどを着けると、かなり体が温かくなる。これ

には、ちゃんと理由があったのだ。

脂肪細胞には、食べすぎによる過剰エネルギーを貯蔵する、従来の脂肪組織の概念である白色脂肪細胞と、強力な代謝活動を有する褐色脂肪細胞があることが、最近、明らかにされてきた。

冬眠動物には、褐色脂肪細胞組織が多いが、人では、肩、首の後ろ、脇、心臓や腎臓の周囲、血管に多く分布し、食べすぎた時や、寒い時に発熱を促し、カロリーを消費してくれる。

太りやすい人は、生まれつき褐色脂肪細胞が少なく、逆に「ヤセの大食い」の傾向のある人は、褐色脂肪細胞が多いと言われている。褐色細胞への血流をよくしてあげれば、褐色細胞がよく働いて、カロリーを消費してくれることは、想像に難くない。

褐色細胞の存在する位置は、よく考えてみるとベストやちゃんちゃんこ、ショールなどで、被われるところであるから、冬はこうした衣服を積極的にまとうことも、痩身効果の一助になる。また、就寝の時、首にタオルを軽く巻いて寝るのも、首に存在する褐色脂肪細胞の体熱産生を促し、少しでもやせるのに役立つであろう。

特別付録

生姜を大活用！
特選おいしい生姜レシピ

生姜は料理にも大いに利用しよう

生姜紅茶の他にも、日頃、生姜漬や紅生姜、生姜酢、生姜茶、生姜味噌など、生姜三昧の食生活をされると、ダイエット効果や健康増進効果がある。

また、サラダや果物、煮物やご飯などにも、ちょっと生姜を用いる工夫をすると、今述べてきた、生姜の恩恵にあずかることができる。

【生姜ご飯】

《材料》 ４人分

新生姜（根生姜）１００g、Ⓐ（だし汁１００cc、酒小さじ２、砂糖小さじ１/２、うす口醤油大さじ１ １/２）、米３カップ、煮汁＋水６００cc、焼き海苔《のり》２枚

《作り方》

①生姜はタワシできれいに洗い、千切りにする。

②鍋に生姜とⒶを入れて火にかけ、沸騰したら火を止め、生姜と煮汁とを分けておく。

③30分前に洗っておいた米に、煮汁と水を１・５割増で加え火にかける。

④沸騰をはじめたところへ生姜を加えて炊き上げる。

⑤蒸らしたご飯はさっくりとまぜ、器に盛る。
⑥海苔は細い千切りにし、⑤の上に天盛りにして供する。

＊注：新生姜（根生姜）の生産は、7、8月の一時期だから、のがさずに、夏のさわやかな味と香りを楽しんでもらいたいもの。

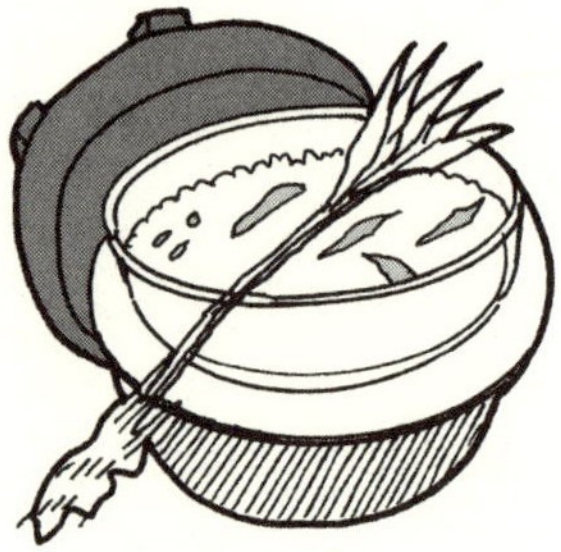

【深川めし】

《材料》 4人分

米3カップ、あさりむき身200g、古根生姜40g、酒大さじ1、醤油50cc、みりん小さじ2、あさつき3本ほど

《作り方》

①あさりのむき身はざるに入れて塩水でふり洗いし、もう一度真水で洗って水をきっておく。

②生姜は皮をむき、千切りにして水に通す。

③鍋にあさりを入れ、酒で空煎《からい》りし、生姜を加え、醤油、みりんで味をからませ、煎り煮をする。

④30分前に洗っておいた米は、1・5割増しの水で炊き、沸騰しはじめたところへ③を入れて炊き上げる。

⑤ご飯を蒸らしたところへ、あさつきの小口切りを加えて、さっくりとまぜ、盛り付ける。

【いかの生姜醤油和え】

《材料》 4人分

まいか（すみいか）1ぱい、(A)（古根生姜20g、醤油30cc、酒大さじ1）、塩、ほうれん草の軸20g

《作り方》

①すみいかは甲の上に縦まっすぐに包丁を入れて、甲（舟）を抜き取り、胴を開いて、すみ袋をつぶさないよう内臓と足を取り除き、きれいに整理して、胴を3センチ幅に縦に切り、更に横に千切りにしておく。

②生姜は皮をむき、おろし金ですりおろし、醤油を合わせておく。

③ほうれん草は軸のみ、塩の入った熱湯でさっと茹《ゆ》で、冷水にとり、3センチ長さに切り揃えておく。

④①と③を②で和えて器に盛って供する。

＊注：いかは刺身用の新鮮なものを選ぶこと。

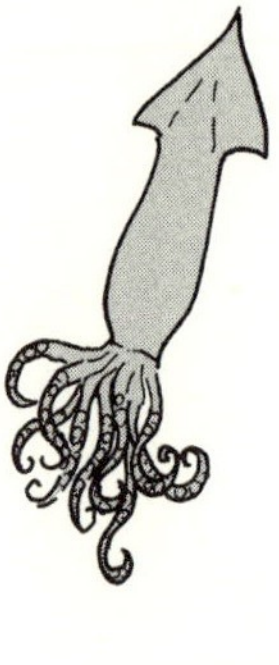

【鰯《いわし》の辛煮】

《材料》 4人分

鰯6尾、古根生姜30g、酢適宜、(A)（醤油40cc、みりん大さじ3、砂糖大さじ3、酒1カップ）、梅干し5個、けしの実小1/2、塩

《作り方》

①鰯は頭と内臓を取り除き、10分ほど塩水に入れ、大きいものは2〜3センチの筒切りにする。古根生姜は千切りにする。

②鍋底に竹の皮にすじを2〜3本入れたもの、または笹などを敷き、千切り生姜を一面に散らし、鰯を並べる。

③②に生酢をヒタヒタに入れ、落とし蓋をして火にかける（最初強火、沸騰したら中火で15〜20分煮る）。

④落とし蓋でささえて酢を捨てる。

⑤(A)を煮立てたものを注ぎ、梅干しを散らして、中火で汁がなくなるまで煮る。

⑥香ばしく煎ったけしの実を、一面にまぶして供する。

【鰺《あじ》のたたき】

《材料》４人分

真鰺《まあじ》（１００ｇ位のもの）４尾、古根生姜30ｇ、ねぎ10センチ位、ピーマン１個、大葉４枚、花穂じそ４本、二杯酢（酢大さじ１、醤油大さじ１、だし汁小さじ１／２）

《作り方》

①鰺は真水でよく洗い、頭と内臓を取り除き、よく洗う。３枚におろし、中骨を抜き、皮をはぎ、５ミリ位の小口切りにし、更に、小さなあられ切りにする。

②生姜は皮をむいてみじん切り、ねぎもみじん切り、ピーマンは縦二つ割りにし、種を除いて、みじん切りにする。

③①と②をまな板の上で合わせ、出刃包丁の刃で軽くたたく。

④器に大葉を敷いて、③をこんもり盛りつけ、花穂じそを飾り付ける。

⑤二杯酢の調味料を合わせて器に入れ、④に添えて供する。

＊**注**：(イ)鰺は新鮮なものを選ぶこと。(ロ)鰺には、好塩菌の腸炎ビブリオがついていることがあるので、まず、よく水洗いをしてから処理することが大切。

【かますと椎茸《しいたけ》の生姜酢和え】

《材料》 4人分

かます一夜干し2枚、椎茸4枚、きゅうり1本、生姜酢Ⓐ（酢大さじ3、みりん大さじ1、うす口醤油小さじ2/3、生姜汁小さじ1/2）、生姜千切り1かけ分

《作り方》

①かますは焼いて、指先で小さくさいておく。
②椎茸は、ハケで醤油をぬりながら直火焼きにし、千切りにする。
③きゅうりは縦半割りにし、斜め薄切りにして立て塩（水1カップに塩小さじ3）に漬けておく。
④Ⓐを合わせて生姜酢を作り、かます、椎茸、きゅうりを一緒に和える。
⑤生姜は皮をむいて細い千切りにし、一度水を通し、針生姜を作る。
⑥器に④を盛り、針生姜を天盛りにして供する。

【焼きなす】

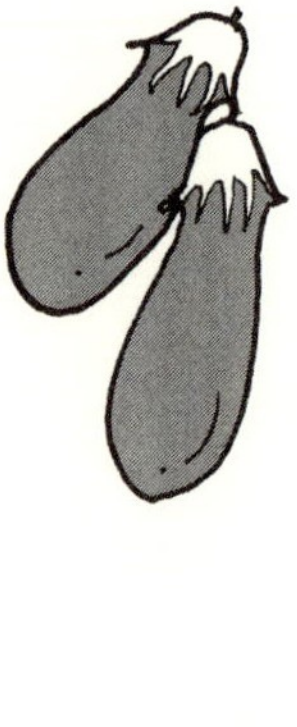

《材料》4人分

なす8個、(A)（古根生姜20g、醤油40cc、だし汁小さじ2）、糸がつお1／4カップ

《作り方》

①なすは、ガクのまわりに包丁を入れて、ガクを取り除き、縦に5本ほど、包丁すじを入れる。

②なすを金網の上で転がしながら、直火焼き（またはオーブン・トースター）し、指で押して、やわらかくなるまで焼く。熱いうちに竹串を包丁目に通して、皮をはぐ。

③更に身を縦に4つにさく。

④生姜は皮をむいて、すりおろし、醤油とだし汁を合わせた中に入れ、生姜醤油を作る。

⑤③を器に盛り、糸がつおを天盛りにし、④をかけてでき上がり。

【新根生姜の梅酢漬け】

《材料》

新根生姜（根生姜）、白梅酢

《作り方》

①新根生姜は、タワシでよく洗い、茎は1～2センチ残して約1ミリ厚さの薄切りにする。

②赤シソの入らない白梅酢を用意する。

③瓶に新根生姜を入れ、白梅酢をかぶるほど入れて保存しておく。

〈メモ〉

1日たつと、生姜はきれいなピンク色に変わるので、細かく切っておにぎりに入れたり、千切りにしてちらし寿司、和えもの、魚料理の添え等に使うと大変便利。

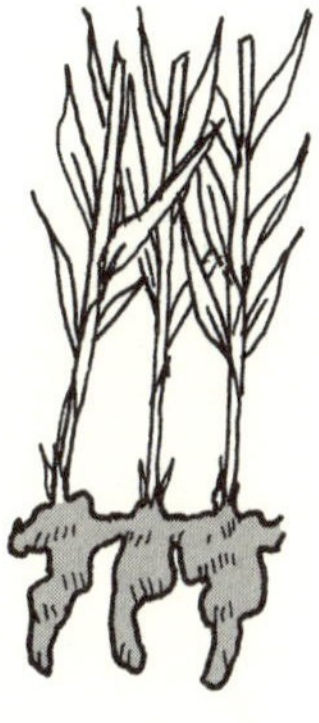

【アボカドサラダ生姜ドレッシング】

《材料》 4人分

アボカド2個、レモン汁小さじ1、レタス1/3個、トマト3個、ドレッシングⒶ（サラダ油100cc、酢大さじ3、生姜汁小さじ2、砂糖小さじ1、塩小さじ1、薄口醤油小さじ2、玉ねぎすりおろし大さじ2、セロリすりおろし大さじ1）

《作り方》

①アボカドは縦二つ割りにし、種、皮を除き、5ミリ幅のくし型に切り、レモン汁をかけておく。

②レタスは水洗いし、ちぎっておく。

③トマトは皮を湯むきにし、一口大の乱切りにする。

④細口瓶にⒶを合わせて入れ、よくふって、30分ほど置いて味をなじませておく。

⑤平皿にレタスを敷き、アボカドを放射状に盛り、その中心にトマトを高く盛り、④をかけて供する。

あとがき

「手作りダイエット」でやせて健康に美しく

ちょうど本書を書き終えた頃、中国製ダイエット食品が原因とみられる肝障害が大ニュースになり、日本列島を駆け巡っていた。7月22日現在で、死者4人、肝炎にかかった人が合計283人というのだから尋常ではない。

これまでにも、ダイエットの大家といわれる女性（五十歳）が、自分のダイエット法を実施していて死亡した例などもあり、こうした「事故」は、「ダイエットと死」とは隣り合わせの恐いもの、という印象すら与えかねない。

しかし、本文中にも記したように、太るとガン、脳卒中、心臓病、痛風、糖尿病、脂肪肝、高血圧などの生活習慣病をはじめ、諸々の病気にかかりやすいわけで、ダイエットすると、健康になり、種々の病気にかかりにくくなり、美しくもなるというのが、本来のダイエットの目的であるはずだ。

しかし、これまで有名になったダイエットを列挙してみると、りんごダイエット、ヨーグルトダイエット、キャベツダイエット、オオバコダイエット、ベビーフードダイエット、はと麦ダイエット、パイナップルダイエット、プロテインダイエット、月見草ダイエット、コンニャクダイエット、ゆで卵ダイエット等々の単品ダイエットは、ダイエットというより飢餓に陥らせて強制的にやせさせるものが多く、当然ながら、心身の不調を招いたり、折角、体重減少だけに成功しても、反動で食べすぎ、リバウンドすることも多いという印象がある。

肥満とは、新陳代謝の低下で起こり、代謝の低下は、当然、体内に脂肪、糖分、タンパク質などの余剰物のみならず、種々の老廃物をため込み、東洋医学で言う血を汚して、諸々の病気や肌荒れ、女性特有の生理不順などを招来することは必定なわけだ。

本書では、人間の歯の形から見た正しい食事法、代謝を上げる生活の仕方などの観点からのダイエット法について詳述し、このダイエット法でやせられると、必ず頗《すこぶ》るつきの健康も保証されることを強調している。

特に、西洋医学が見落としている、肥満の原因が、「冷え」と「水分過剰」であることを、漢方医学的観点から強調しているのが、本著の特徴である。

簡単に言うと、体を温め、お小水の出をよくすると、必ずやせてくるものだし、体調もよくなり、種々の不定愁訴や病気も治ってくるものだ。

本著に述べた「にんじん・りんごジュース」と「生姜紅茶」を毎日、愛飲していただくと、新陳代謝をよくして、体を温め、発汗と利尿を促して、心身共に健康になりながらやせられるのである。

決して安くない種々のダイエット食品を手に入れ、時としては、健康にとっては有害な物質も含まれているかもしれないという不安を抱きながらのダイエットよりも、健康増進に視点を置いた。無理なくできる「手作りのダイエット」を是非やってもらいたいものだ。

本著の執筆をするようお話しを下さった海竜社の下村のぶ子社長、執筆にあたり、叱咤激励して下さった編集者の仲田てい子女史、古川絵里子女史に、この場を借りて、お礼を述べたいと存じます。

二〇〇二年七月

石原結實

[著者紹介]・石原結實（いしはら　ゆうみ）
1948年、長崎市生まれ。長崎大学医学部卒業、血液内科を専攻、同大学院博士課程修了。難病治療の食事療法で世界的に知られるスイスのベンナー病院で研修を積み、長寿郷として有名なコーカサス地域（グルジア共和国）を、長寿食研究のために5回踏査。グルジア共和国科学アカデミー長寿医学会名誉会員。先祖は代々、種子島領主の御殿医。東洋医学を取り入れた独自の食事療法、運動療法指導で各界要人からも厚い信頼を寄せられている。日本テレビ系番組「おもいッきりテレビ」の解説でも好評を博している。
『病（やまい）は“冷（ひえ）”から』（光文社刊）、『東洋の智恵は長寿の智恵』（渡部昇一氏との共著、PHP研究所刊）、『ガンは血液で治る』（青春出版社刊）など著書四十余冊。

がんこな中年太りに！
石原式朝だけにんじんジュースダイエット

平成十四年　八月　十九日　第　一刷発行
平成二十年　五月二十四日　第二十三刷発行

著　者＝石原結實
発行者＝下村のぶ子
発行所＝株式会社　海竜社
東京都中央区築地二の十一の二十六　郵便番号一〇四―〇〇四五
電話　東京（〇三）三五四二―九六七一（代表）
郵便振替＝〇〇一一〇―九―四四八八六
出版案内　http://www.kairyusha.co.jp
印刷・製本所＝シナノ印刷株式会社

ISBN978－4－7593－0726－9